肌･心･体を整える
漢方の健康帳

薬日本堂・監修

実業之日本社

もくじ

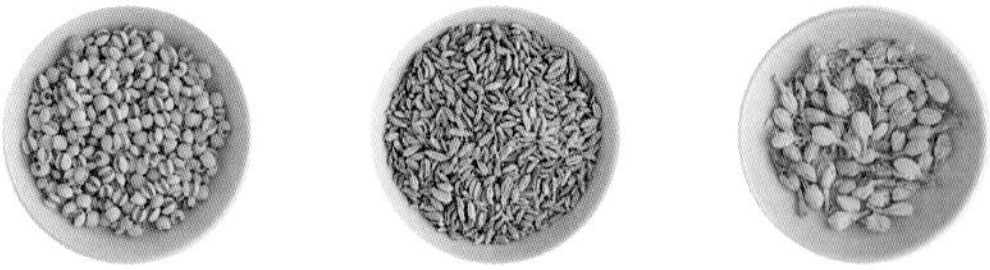

第1章

肌・心・体を整える漢方の基本 7

一人ひとりに合わせた美容・健康レシピ 8

肌は内臓の鏡 10

肌トラブルから見る体質タイプCHECK 12

気虚タイプ――疲れが隠せず老けてみられがち

血虚タイプ――肌も髪もかさつき気味

気滞タイプ――ストレスがたまると肌に出やすい

瘀血タイプ――クマやくすみが目立つ

水滞タイプ――顔のむくみが気になる

Column01　邪気の話 19

心の状態から香りのタイプを考える 20

肝木タイプ――ストレスが多くイライラ

心火タイプ――はしゃいだり、不安になったりする

脾土タイプ――くよくよ考えすぎる

肺金タイプ――わけもなく悲しくなる

腎水タイプ――なにをするにも自信がない

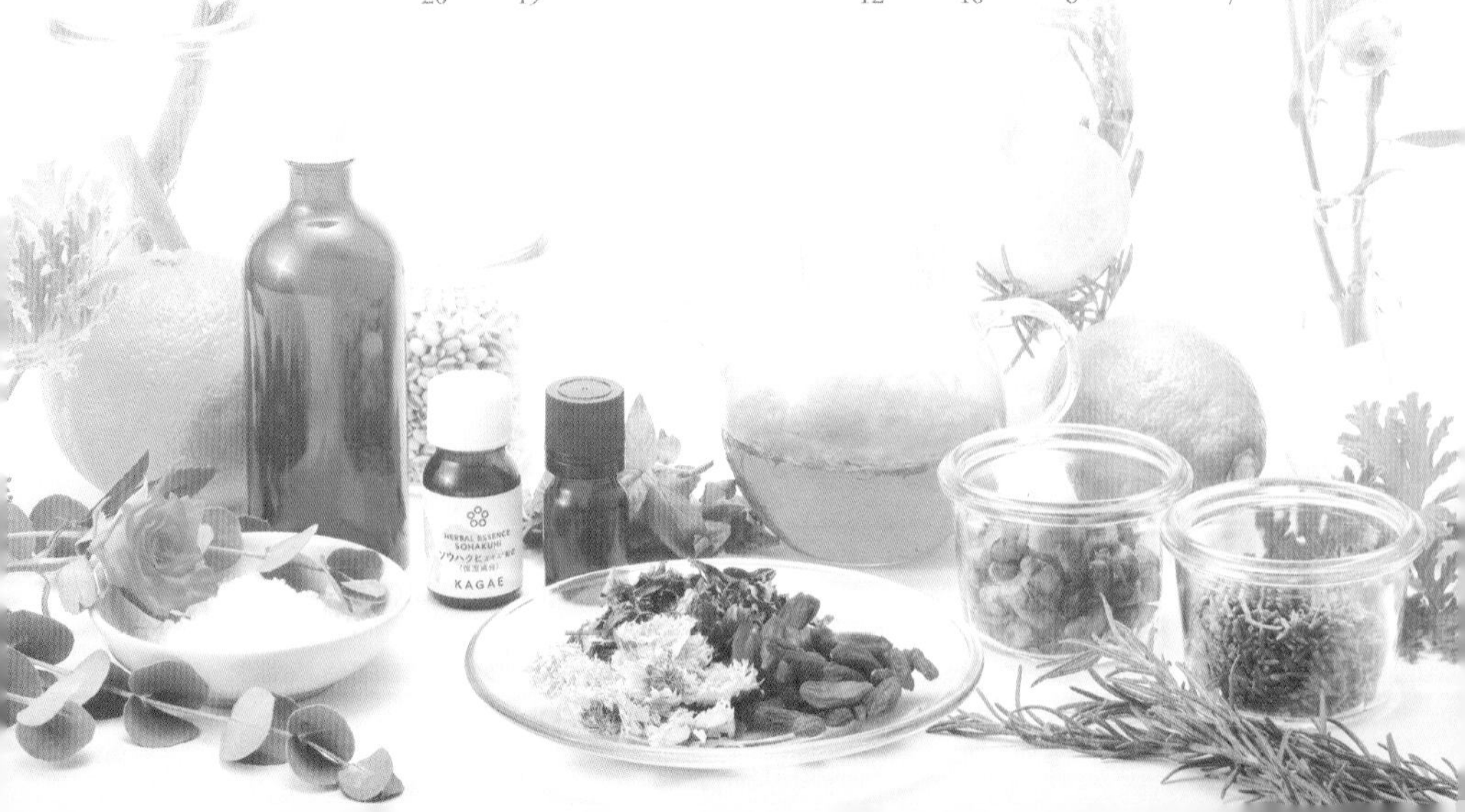

第2章 肌・心・体トラブル別処方箋

肌・心・体トラブル別処方箋 …… 72

肌や髪のトラブル

漢方でポジティブエイジング／レイシ …… 28
シミ・肝斑 …… 30
ニキビ・吹き出物 …… 32
顔のしわ・かさつき …… 36
クマ・くすみ …… 37
たるみ・ハリがない …… 38
赤ら顔・顔ののぼせ …… 40
顔のむくみ …… 41
乾燥肌 …… 42
敏感肌 …… 44
肌のベタつき …… 46
抜け毛・薄毛 …… 48
白髪 …… 50
爪のトラブル …… 52
Column02 男女の違いとライフケア …… 53

心のトラブル

リラックスと癒し／ナツメ …… 54
イライラ・怒りっぽい …… 56
やる気が出ない・憂鬱 …… 58
不安感 …… 60
緊張しやすい …… 62
くよくよ悩む …… 63
おどおど・ビクビク …… 64
眠れない …… 66
いつでも眠い …… 68
物忘れ・記憶力の低下 …… 69

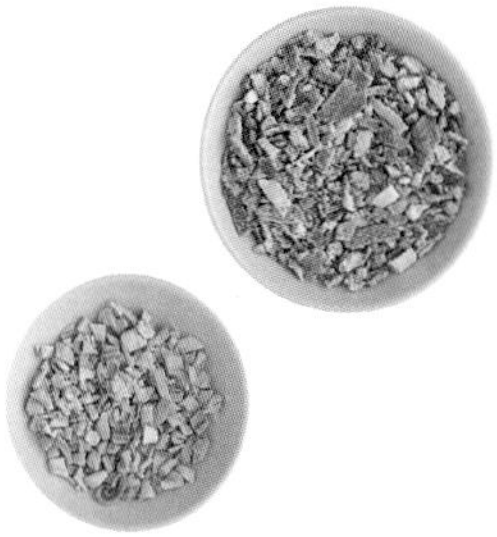

体のトラブル

基本は「脾」を元気にすること／ニンジン …… 70
肩こり …… 72
頭痛 …… 74
腰痛 …… 76
全身のむくみ …… 77
冷え症 …… 78
便秘 …… 80
下痢 …… 82
尿トラブル …… 83
胃の不調・口臭 …… 84
肥満 …… 86
慢性疲労 …… 89
貧血 …… 90
月経痛・月経不順 …… 92
PMS …… 94
更年期 …… 95
めまい・ふらつき …… 96
疲れ目・かすみ目 …… 97
かぜ …… 98
咳・痰 …… 99
鼻水・鼻づまり …… 100
花粉症 …… 101
足のつり …… 102

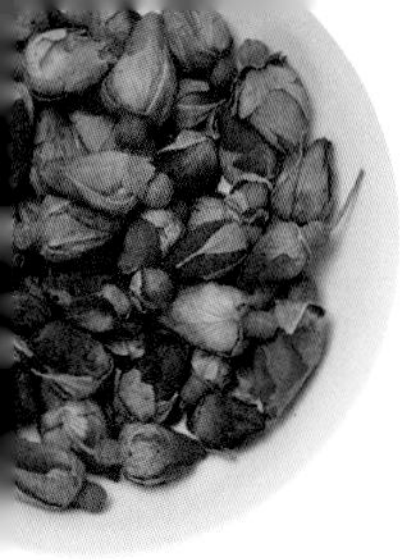

第3章

肌・心・体を整えるライフケア

肌・心・体を整えるライフケア …… 103

精油・和漢植物の活用 …… 104

精油と和漢植物エッセンスの取り扱い方
ヨクイニンパック／バスソルト
マッサージオイル／ルームスプレー
芳香浴／フェイシャルスチーム

マッサージ …… 108

美顔リンパマッサージ
足裏マッサージ
疲れ解消ラップ芯マッサージ

ツボ …… 120

本書に出てくるツボMAP
耳ツボダイエット／耳マッサージ

季節のライフケア …… 125

第4章

和漢植物・ハーブ・漢方薬

和漢植物・ハーブ・漢方薬 …… 131

和漢植物・ハーブの基礎事典 …… 132

カモミール／クローブ
サイプレス／サンダルウッド／シソ
シナモン／シャクヤク／ジャスミン
ジュウヤク／ゼラニウム／センブリ
ソウハクヒ／ターメリック／チンピ
ティートリー／ニンジン／フェンネル
ペパーミント／マンダリン／ユーカリ
ヨクイニン／ヨモギ／ラベンダー
レモン／ローズ／ローズマリー

漢方薬のインデックス …… 141

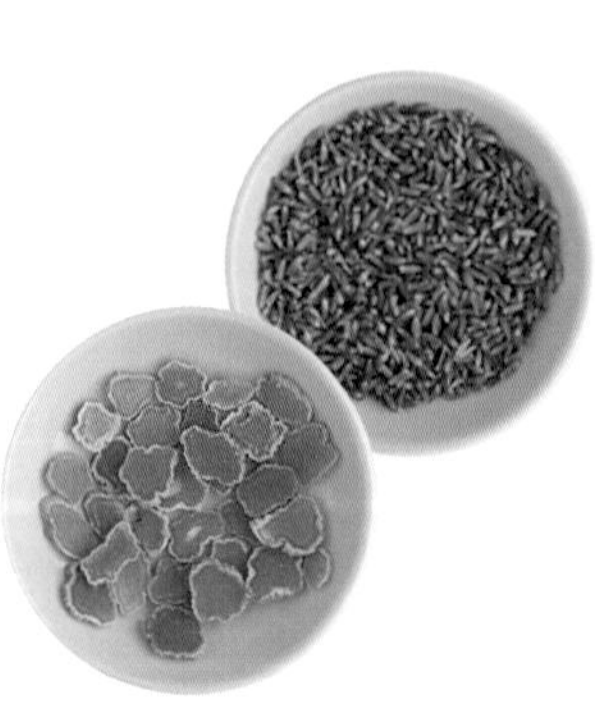

本書の利用法

[トラブルページの見方]

本書では、肌・心・体に分けて、それぞれ気になるトラブルを症状別に解説しています。
また、漢方の考えをもとに、和漢植物やハーブを用いた対処法を紹介しています。

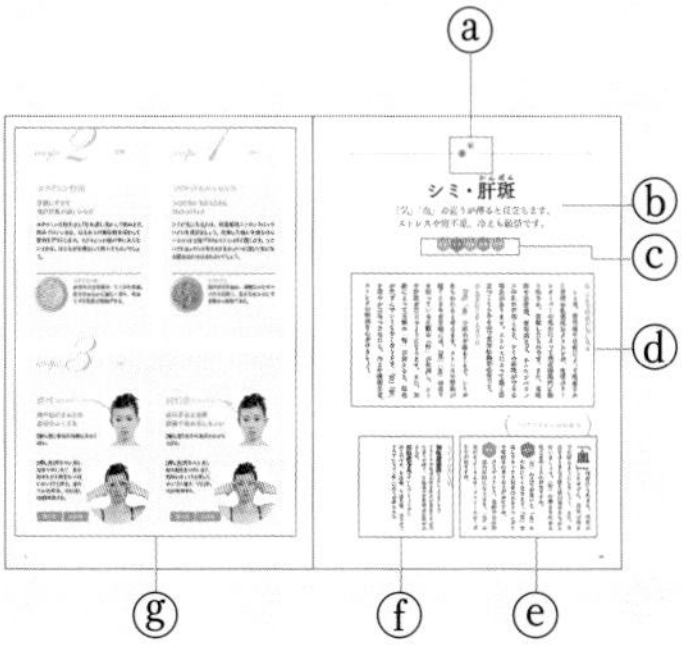

ⓐ五行説に基づいて合う香りを分類
20ページに、香りと体や心との関係を紹介しています。

ⓑトラブルと原因・気をつけること

ⓒ体質タイプをマークで表示
12ページの体質タイプチェックを参考にしてください。

ⓓ症状の解説と漢方的な考え方
漢方の考えをもとに、症状が起こった原因と状態を説明しています。

ⓔ体質タイプ別の養生法
ライフスタイルで改善すべき点をまとめました。

ⓕおすすめ漢方薬
漢方薬については第4章で説明しています。

ⓖトラブル別対処法
マッサージやアロマバス、薬膳、ツボなど、おすすめの対処法を紹介しています。精油や和漢植物エッセンスの使い方やツボの説明は、第3章も参照してください。

注意：
- 和漢植物・ハーブの効果効能は、一般的なものです。個人の体質・体調によっては合わないことがあります。病気や体調不良でお悩みの方は、医師など専門家に相談の上、ご利用ください。
- 精油と和漢植物エッセンスの取り扱いについては、取り扱い専門店で相談ください。製品に付属している使用上の注意などをよく読んでからお使いください。
- マッサージオイルや和漢植物エッセンスなどを直接肌につける場合は、一度パッチテストをしてから使用するようにしましょう。
- 本書の監修者並びに出版社は、使用に関するトラブルや負傷、そのほかについての責任は負いません。
- 漢方薬を服用する場合は、自己判断せずに必ず専門家に相談の上、ご利用ください。

[精油と和漢植物エッセンス]

精油は、「アロマテラピー（芳香療法）」に用いられ、主に香りによる作用を利用します。一方、和漢植物エッセンスは、和漢植物からエキスを抽出したものです。アロマテラピーや手作りコスメの専門店、漢方薬局などで取り扱っているので、毎日の暮らしにとり入れてみてはいかがでしょうか。取り扱いについての注意事項は105ページを参照ください。

今、漢方が暮らしに役立つこと

あなたは健康な毎日を過ごせていますか？
肌、心、体は整っているでしょうか。

世界中でさまざまなことが起こった昨今
健やかで穏やかに暮らすことは、
とても貴重なことだと気づかされました。

一人ひとりが求める心身の健康と美容。
そのお手伝いをするのが、漢方です。

生薬として古くから用いられてきた和漢植物、
香りのハーブ、身近な食材でつくる薬膳、
セルフケアできるツボ押し。

季節や時間帯、場所、体調に応じて活用できる漢方の智慧。
心身のバランスを整える漢方ライフを
はじめてみませんか？

内からあふれる美しさ、のびやかさ。
健やかな心身で暮らしを輝かせましょう。

第1章

肌・心・体を整える漢方の基本

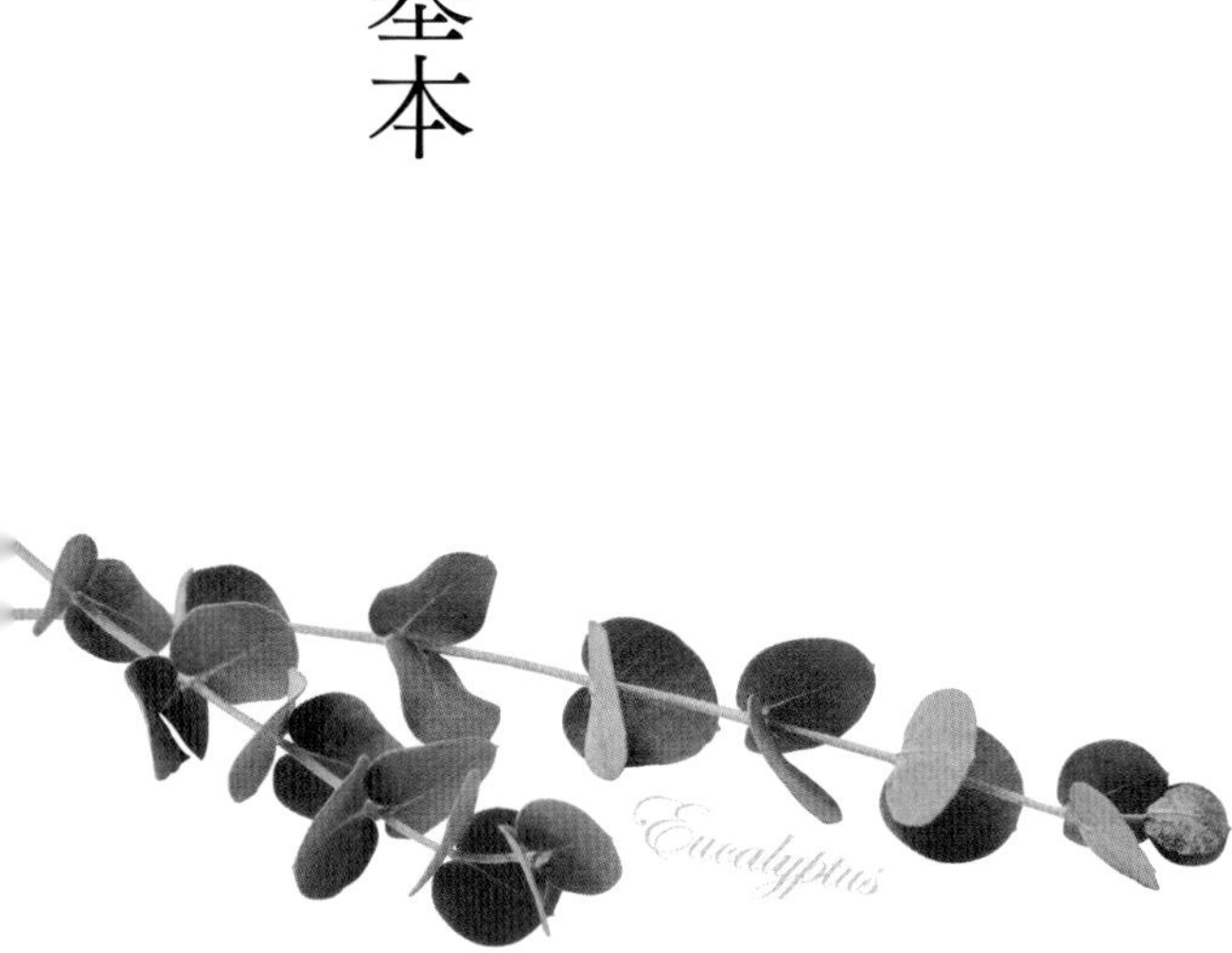

一人ひとりに合わせた美容・健康レシピ

巷でみかける漢方薬だけが漢方なのではありません。漢方には、自然を活かして心と体、肌の状態を整える智慧がつまっています。精油やハーブ、和漢素材や日常食べている食材も、漢方の考えをもとに利用することで、漢方のレシピ（対処法）になります。また、ツボ押しやリンパマッサージも、漢方のレシピのひとつです。

本書では、一人ひとり異なる症状や体質に合わせて選べるよう、さまざまなレシピをご提案しています。和漢植物やハーブのもつ特性を活かして、香りを吸い込んだり、ハンドバスに加えたり、フェイシャルスチームに利用したりと、体だけでなく、肌や心のバランスを整えることもできます。

漢方はオーダーメイドの美容・健康法。肌・心・体と向き合い、自分に合ったレシピを選びましょう。

五行説

「五行説」は自然界が5つの要素で成り立つという考え方。
5つが互いにつながり、バランスよく調和している状態がよいと考えます。
漢方では広く応用され、体の働き、心の状態だけでなく、
漢方での治療、和漢植物やハーブにも応用されます。

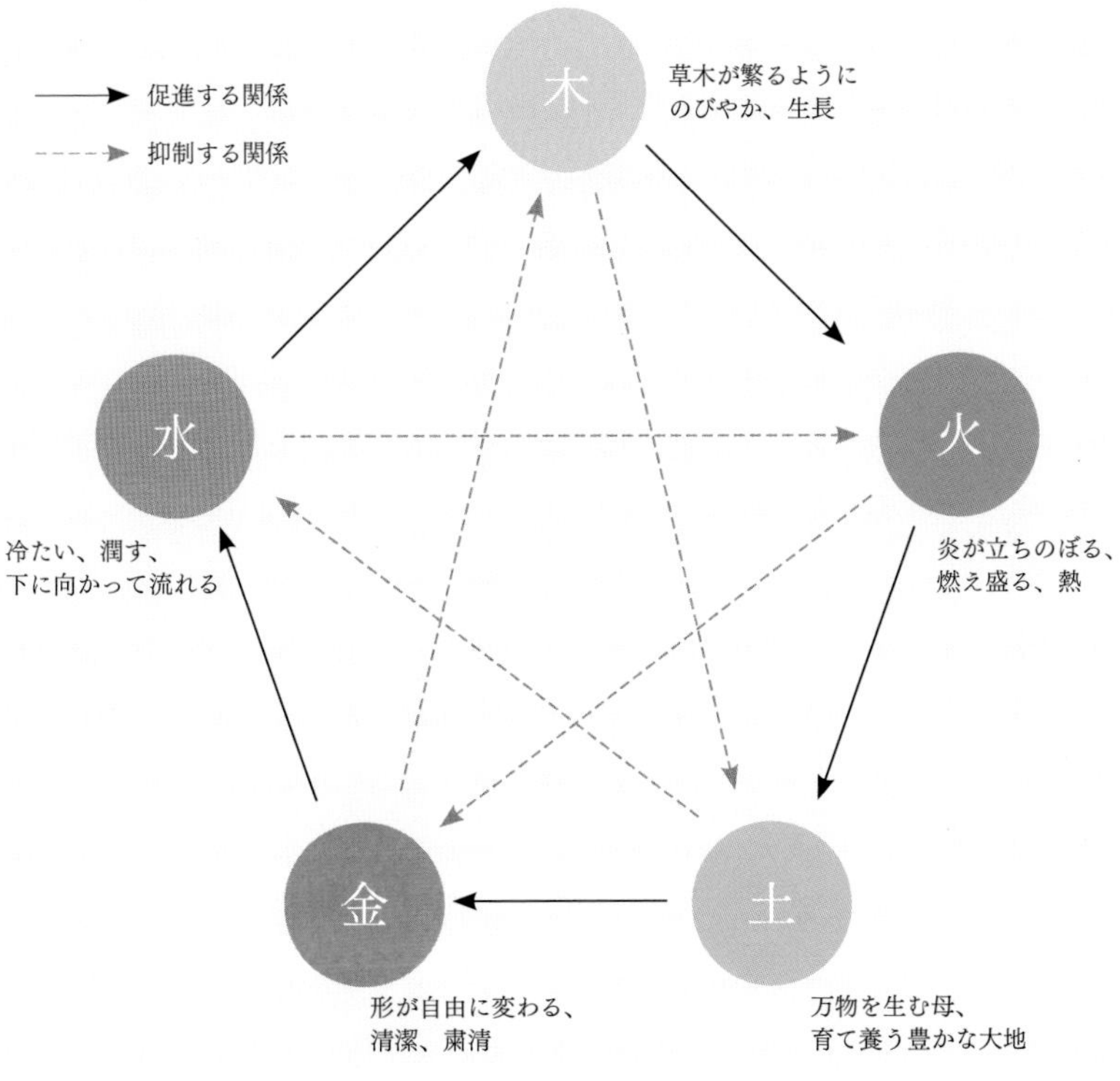

肌は内臓の鏡

漢方には古くから「美肌のための処方」が多く存在しています。体や心の健康と同様に、肌の健康状態を重視しているからです。

漢方では、「肌は内臓の状態を反映する鏡」と考えます。私たちの体は、「気・血・水（き・けつ・すい）」という３つの要素で構成されていて、このバランスが崩れると、私たちは不調を感じます。心と体の不調をみつけたら、肌の状態も観察しましょう。肌トラブルの原因になっている「気・血・水」のバランスの乱れが、心と体の不調にもつながっています。

肌トラブルは、体や心にトラブルが生じているサインかもしれません。ニキビや吹き出物、目の下のクマなどの肌トラブルには、必ず原因があります。表面的な肌のお手入れだけでなく、生活習慣や環境などを含めたライフスタイル全体を見直しましょう。肌だけでなく、体も心も健やかであること、バランスよく整っていることが、健やかな暮らしにつながります。

気血水

「気・血・水」は、体を構成する３要素。
互いに助け合い、コントロールし、密接に関係し合いながら、
全身を巡り生理機能を営んでいる。

気
生命エネルギーと
生理機能

… 気のはたらき

- ○ ものを動かす…血液循環や新陳代謝を促す
- ○ 体を温める…体温を正常に保つ
- ○ バリア機能…体の外表面を守り、ウイルスや寒さなどの侵入を防ぐ
- ○ ものを変化させる…飲食物から「血」「水」を作り、汗や尿の転化にも関わる
- ○ 位置を保つ…体液が漏れる、内臓が下垂するのを防ぐ

血
血液とその働き

… 血のはたらき

- ○栄養…心身に栄養を供給する
- ○潤す…肌や髪など全身を潤す

水
血液以外の液体

… 水のはたらき

- ○潤す…体の中の臓腑、筋肉、毛髪、皮膚、粘膜を潤す

肌トラブルから見る

体質タイプCHECK

体内の「気・血・水」のバランスを調べましょう。
肌の状態から、あなたの体質タイプがわかります。
14～18ページでは、体質タイプ別に、体や心の状態、気をつけたい症状、
養生法を紹介していますので、参考にしてください。

気《き》虚《きょ》タイプ

フェイスラインや頬、まぶたなどの
肌のたるみが気になる

顔色が青白く、疲れた表情

ターンオーバーの乱れによる
肌のゴワつきがある

肌にハリがない

☞ 14ページへ

血《けっ》虚《きょ》タイプ

顔の血色がよくない

顔にツヤがなく、唇の色が薄い

目尻にしわが多く、ほうれい線が
くっきりとあらわれている

髪が少なく細い、抜け毛が気になる

☞ 15ページへ

気《き》滞《たい》タイプ

肌の調子が安定せず、混合肌である

ストレスがたまると肌が荒れやすい

フェイスラインにニキビや吹き出物ができやすい

緊張すると顔に赤みがあらわれる

☞ 16ページへ

瘀《お》血《けつ》タイプ

唇、爪などの色が紫っぽく、肌にくすみがある

目の下のクマが気になる

シミやソバカスが目立つ

吹き出物の腫れ、ニキビ跡が気になる

☞ 17ページへ

水《すい》滞《たい》タイプ

毛穴が目立つ

ニキビが化膿しやすく、吹き出物が治りにくい

顔がむくみやすい

脂分と水分のバランスが乱れて脂性肌

☞ 18ページへ

「気」が不足しています

気《き》虚《きょ》

疲れた表情で実年齢より老けてみられがち

やる気がわかず、少し動いただけでもすぐに疲れてしまいます。体のエネルギーが不足しているので、体調を崩しやすく、病気になると長引きます。ストレスやプレッシャーなど精神的なダメージが加わると、ますます「気」を消耗します。

☞ 気をつけたいトラブル

表情筋のたるみ／肌荒れ／吹き出物／うつ症状／完璧を求めすぎる／我慢しすぎる／くよくよ悩む／いつでも眠い／胃腸虚弱／食欲不振／疲労感／めまい／立ちくらみ／低体温／下半身太り／不妊

☞ ライフケアのポイント

○ 頑張りすぎないで休憩する
○ いも類や穀類などで「気」を補う
○ 朝食を食べる
○ ウォーキングやヨガなど、のんびり体を動かす
○ 早寝早起き

「血」が不足しています

血虚《けっきょ》

髪も肌もかさついて線が細い人にみられているかも

体に栄養を行き渡らせる力が足りません。顔色が優れず、血行が悪いので冷えを伴います。「血」が足りない人は、同時に「気虚」にもなりやすい人です。疲れやすく、ぼんやりしたり、物忘れもしやすくなります。

☞ 気をつけたいトラブル

肌の乾燥／髪の乾燥／爪のトラブル／不眠多夢／不安感／物忘れ／しもやけ／動悸／めまい／立ちくらみ／手足のしびれ／足のつり／貧血／月経不順／手足の冷え・ほてり／寝汗／疲れ目

☞ ライフケアのポイント

○ 夜更かしは厳禁
○ パソコンやテレビはほどほどにして目を休める
○ 肉や魚をとり入れる
○ 赤い食材や黒い食材を食べる
○ 長風呂や激しい運動は避ける

「気」が滞っています

気《き》滞《たい》

イライラやうつうつとした気分が顔にあらわれがち

精神的なストレスなどで「気」が滞っている状態です。エネルギーが届かないと疲れやすく、食欲や気力が不安定になります。「気」がつまるとイライラする、手足が冷えて顔だけのぼせる、お腹が張るなどの症状が出やすくなります。

☞ 気をつけたいトラブル

喉のつかえ／食欲不振／手足の冷え／のぼせ／腹部の膨満感／ゲップ／過食症／イライラ／うつ症状／月経不順／ PMS ／更年期／便秘と下痢をくり返す／頭痛／肩こり

☞ ライフケアのポイント

○ トマトやセロリなど清熱の食材を食べる
○ ハーブや香味野菜をとり入れる
○ 好きな香りで芳香浴する
○ 規則正しい生活を送る
○ 胸や脇のストレッチをする

「血」が滞っています

瘀《お》血《けつ》

クマやくすみが目立って肌の色が悪い人に

「血」が滞っている状態で、痛みや血行不良による症状があらわれます。月経トラブルや肩こり、肥満や生活習慣病など、多くに関係しています。瘀血の原因のひとつは冷えによるもの。ストレスや運動不足が重なるとますます巡りが悪くなります。

☞ 気をつけたいトラブル

肌のくすみ／肌荒れ／月経痛／月経過多／PMS ／更年期／手足や腰の冷え／頭痛／肩こり／腰痛／のぼせ／生活習慣病／静脈瘤／打撲

☞ ライフケアのポイント

○ 半身浴で血行をよくする
○ 骨盤回しなど足腰を中心にしたストレッチ
○ 体を冷やす食べ物は控えめに
○ しょうがや、にら、ねぎなど辛味で巡らせる
○ 月経前や月経中は心身ともにリラックス

水《すい》滞《たい》

顔に枕の跡が残っている顔のむくみに要注意

体内に「水」が多く、たまっている状態です。水分代謝が悪いので、体が重だるく、むくみや冷えが気になります。湿気の多い梅雨時期や雨の日は、特に体調不良があらわれます。日本人の女性に多く、色白で下半身太りの人にみられます。

☞ 気をつけたいトラブル

むくみ／めまい／耳鳴り／鼻水が多い／目やに／おりもの／動悸／咳や痰／手足の冷え／湿疹／食欲不振／水太り／手足のこわばり／軟便傾向／関節痛

☞ ライフケアのポイント

○ 適度な運動で汗をかく
○ 利尿作用のあるウリ科の野菜を食べる
○ 冷たい飲み物や味の濃い食べ物を避ける
○ 衣類や布団、室内の湿気を追い出す
○ ゆっくり入浴してじんわり汗をかく

Column 01

邪気の話

漢方では、病気を引き起こす原因を「邪気《じゃき》」と呼んでいます。
邪気には、気候の変化など体外の要因と、過労やストレス、
不規則な生活などによる体内の要因があります。
ここでは季節の不調と関係が深い5つの邪気を紹介します。

風邪

—ふうじゃ—

春先や季節の変わり目に不調をもたらすもの。症状は主に体の表面や上部にあらわれ、症状が変化しやすい。頭痛、めまい、皮膚のかゆみ、かぜや花粉症など。かぜ※は邪気「風」が体表から侵入して引き起こす症状。

※「風」「寒」の影響を受けると、そくぞく寒気を伴う
「風」「熱」の影響を受けると、発熱して喉の炎症などを伴う

暑邪

—しょじゃ—

※熱邪ともいう

暑い季節や環境で不調をもたらすもの。夏の顔面紅潮や大量の汗、熱中症、暑さで眠れないなどの症状を引き起こす。また体内に熱がこもると、発熱、赤いニキビ、炎症、口内炎、目の充血、イライラなどもあらわれる。

湿邪

—しつじゃ—

梅雨時期やジメジメした環境で不調をもたらすもの。消化吸収を担う五臓の「脾」に影響し、水分代謝を鈍らせるので、頭や体が重だるい、口が粘つく、食欲不振、軟便下痢、むくみ、関節のこわばりなどがあらわれやすい。

燥邪

—そうじゃ—

秋の乾いた空気によって不調をもたらすもの。潤いが消耗して乾くので、皮膚の乾燥やかゆみ、髪のパサつき、便秘などの症状を引き起こす。五臓の「肺」に影響するため、鼻の乾燥、喉の痛み、咳など呼吸器にも症状があらわれる。

寒邪

—かんじゃ—

冬の寒さ、気温が低い環境で不調をもたらすもの。手足や腰の冷え、体が縮こまって生じる痛みやこわばりなどの症状は寒邪によるもの。他にも、水っぽい鼻水や痰、色が薄い尿、軟便などを引き起こす。

心《こころ》の状態から
香りのタイプを考える

「五行説」に基づいて体の機能を分けた「五臓」が、「肝・心・脾・肺・腎（かん・しん・ひ・はい・じん）」の５つです。この五臓は五行説「木・火・土・金・水」と対応しており、お互いにバランスを保っていると考えます。ところが、私たちが悲しみや怒りなど、心にトラブルを抱えると、体に不調があらわれます。逆に、不摂生な生活や疲労が重なるなど体のトラブルが心の状態を乱すこともあります。

漢方では、体に不調を引き起こす感情のことを「内傷七情（ないしょうしちじょう）」といいます。どの感情も、激しく感じたり長期間抱え込むと、五臓に影響を与えます。たとえば、「肝」にトラブルがあると「怒りっぽい人」になり、性格にも変化があらわれます。

イライラしているときに、すーっとしたペパーミントの香りに触れたら、少し気分が楽になりませんか？　香りは、「気」に働きかけて、「気」を動かし、「気・血・水」のバランスを整えます。さらに、香りは、五臓にも働きかけて、体の機能を整えるのです。

心身の健康は、心の平穏の上に成り立つもの。自分がどの感情に傾きやすいのかを知り、その感情を癒してくれる香りを活用しましょう。

五臓と内傷七情

「五臓」とは体の働きを「肝・心・脾・肺・腎」の5つとしてとらえる考え方。

「内傷七情」とは体に不調を引き起こす7つの感情のこと。

「喜＝喜び興奮する」「怒＝イライラ怒る」「思＝思い悩む」

「憂＝憂い落ち込む」「悲＝悲しむ」「恐＝恐がる」「驚＝驚く」

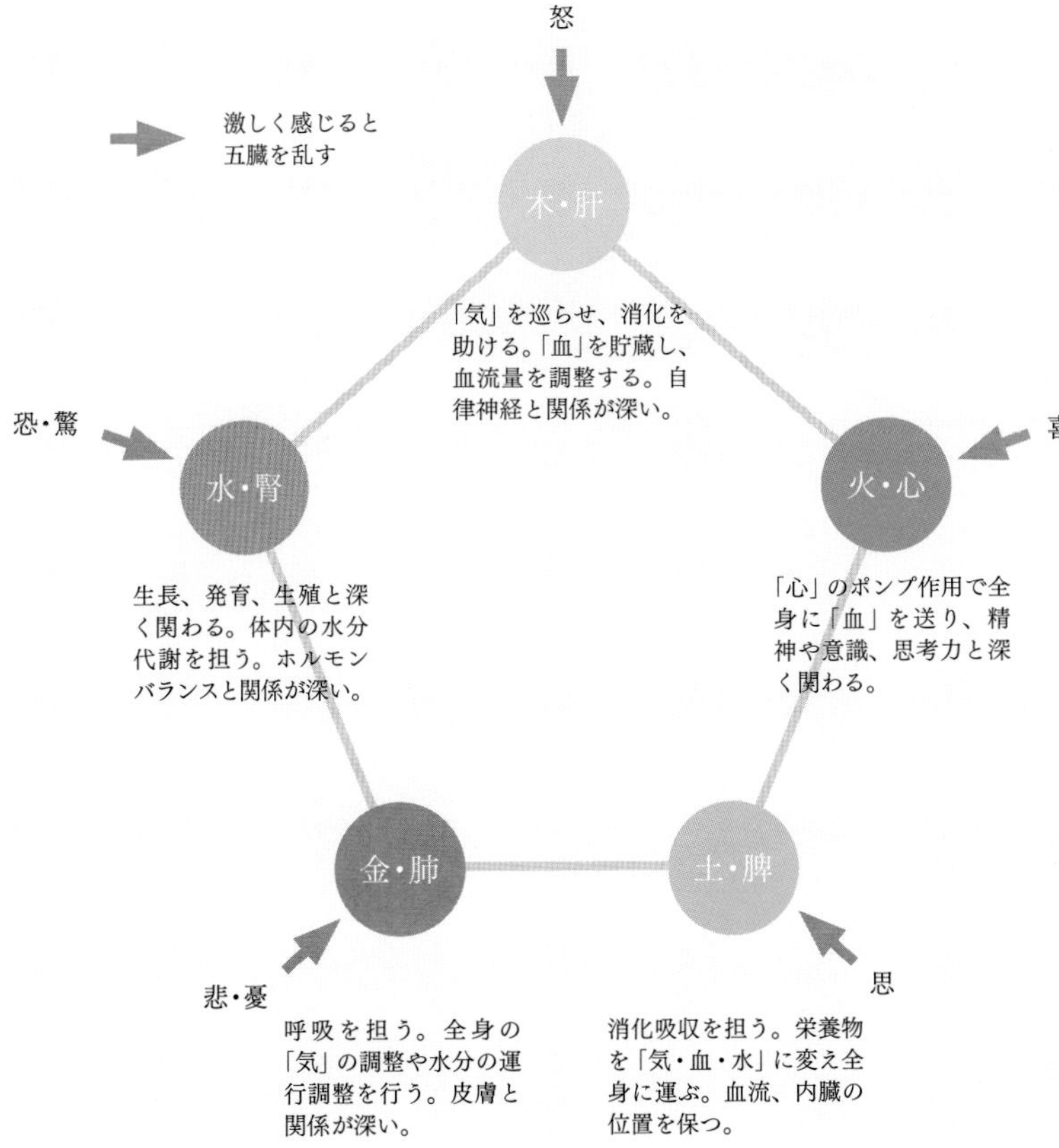

ストレスが多くイライラ

肝木《かんもく》タイプ

- 怒りっぽくて気が短い
- 感情のコントロールがうまくできない
- 集中力が続かない

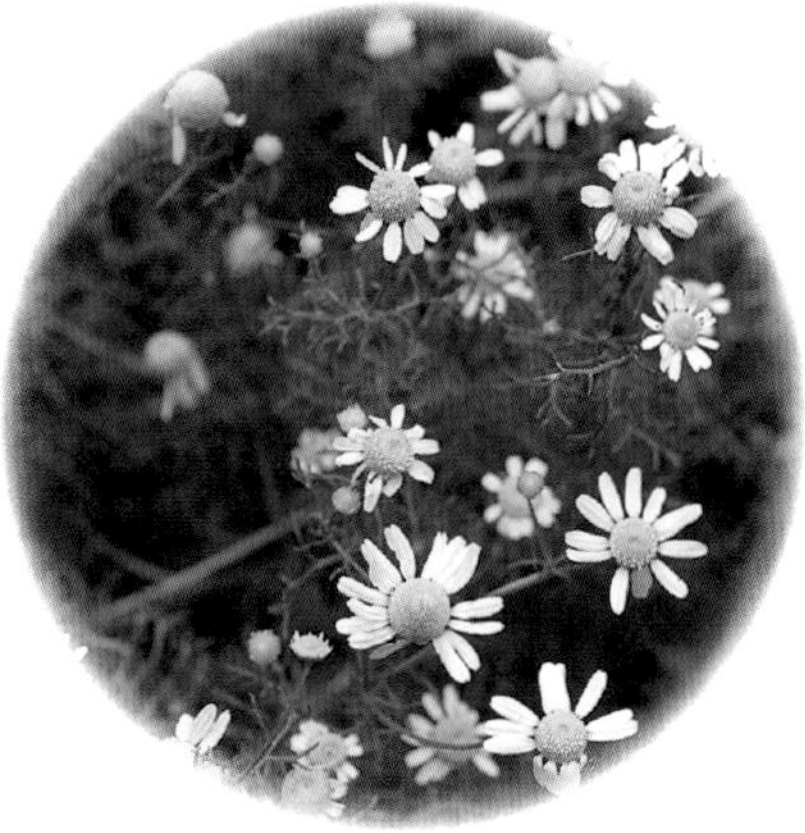

香

さわやかな香りでリフレッシュ

ローズマリー、ペパーミント、カモミール、フェンネル、マンダリンなどの柑橘系

木のようにのびやかな状態を好むため、締めつけや抑えつけられることにストレスを感じて、イライラや怒りをつのらせるタイプ。多忙でも気を張って頑張りすぎてしまう傾向があり、気づくと目がしょぼしょぼ、爪割れなどを起こすことも。気が高ぶって感情をコントロールできず、目の充血や頭痛を起こす人も多いようです。

おすすめ食材

酸味のあるもの：梅、いちご、グレープフルーツ、キウイフルーツ、トマト、酢など

その他：ほうれん草、小松菜、春菊、セロリ、菊花

はしゃいだり、不安になったりする

- 恥ずかしがり屋
- 熱しやすく冷めやすい
- 神経が細やかで心配性

心火《しんか》タイプ

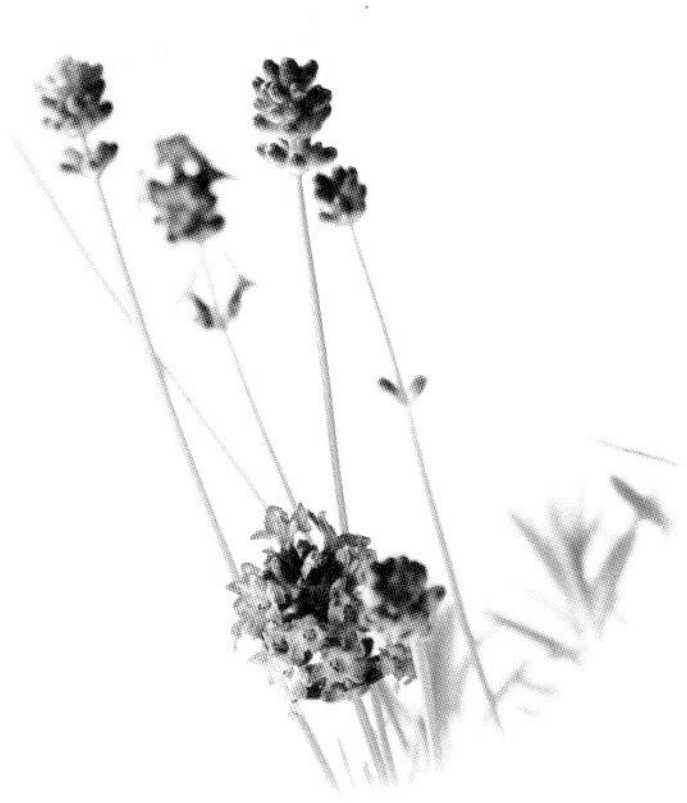

香

やさしい香りでリラックス

ラベンダー、ジャスミン

炎のように情熱的でエネルギッシュ、感情を爆発させることがよくあるタイプ。小さなことではしゃいだり、焦ったり、気持ちを高ぶらせてしまうことが多く、顔のほてりやのぼせが生じ、ちょっとした動きで汗が出て止まらないということも。血圧が不安定で、目が冴えて眠れない、疲れているのに眠れないなどで悩む人も多いようです。

おすすめ食材

苦味のあるもの：セロリ、にがうり、菊花、緑茶、コーヒーなど

その他：はすの実、ゆりね、緑豆、すいか、ロンガン

くよくよ考えすぎる

・心配ごとが多い
・細かなことが気になる
・行動する前に考えすぎる

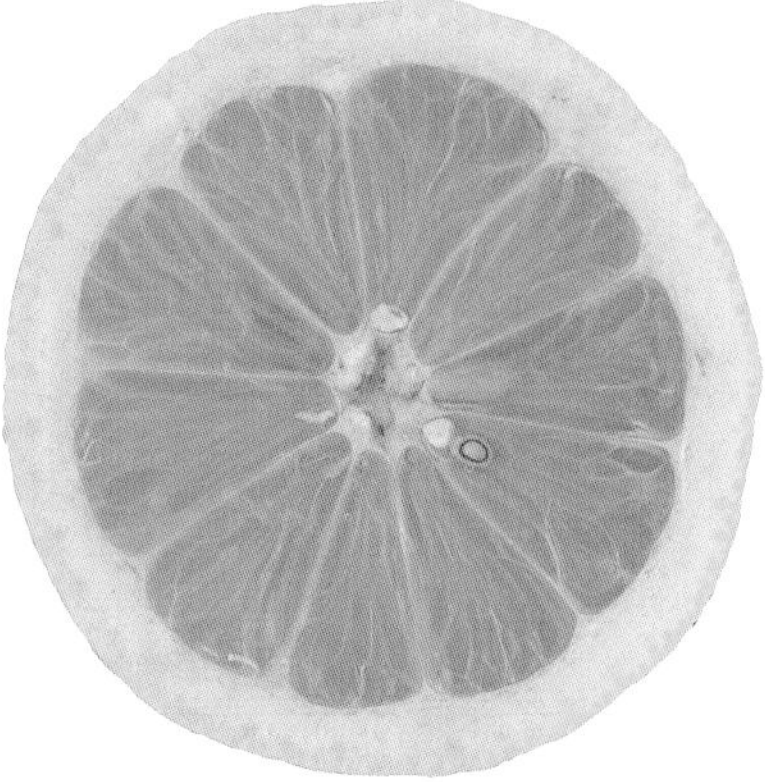

脾《ひ》土《ど》
タイプ

香

インパクトのある香りで元気に

クローブ、サンダルウッド、レモン

母なる大地のように包容力があり、細かなことにも目配り、気配りができる反面、小さなことが気になって思い悩んでしまうことがよくあるタイプ。石橋を叩いて渡るような慎重さがあり、考え込んでしまって食欲がなくなり、食後の強い眠気や消化不良を起こしてしまいがち。食べても太れず、胃下垂傾向の人が多いようです。

おすすめ食材

甘味のあるもの：くり、とうもろこし、かぼちゃ、いも類、雑穀、はちみつなど

その他：キャベツ、にんじん、梅、鮭、しいたけ、チンピ

わけもなく悲しくなる

・ため息をつくことが多い
・マイナス思考ぎみ
・気分が晴れない

肺金《はいきん》タイプ

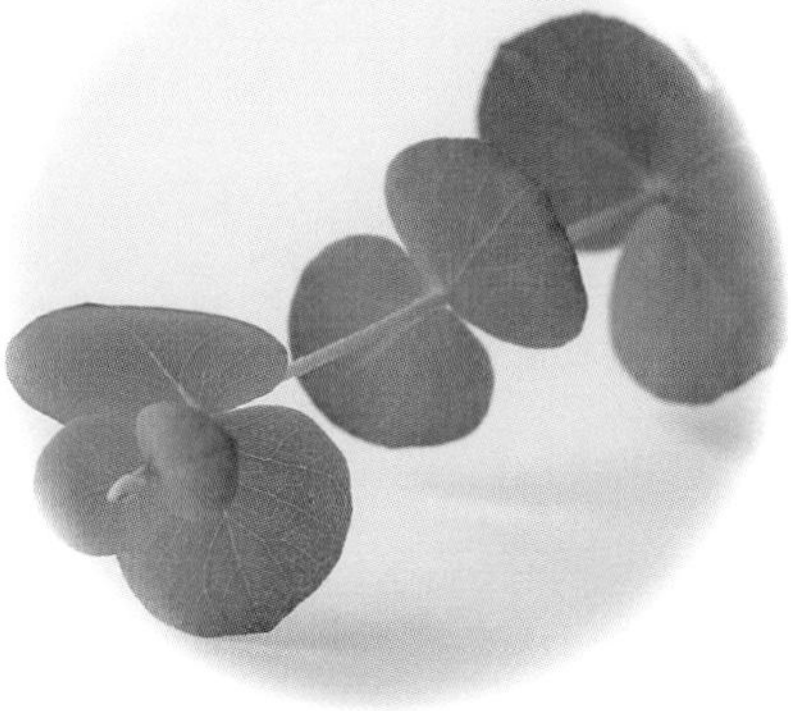

香

呼吸を楽にするすっきりとした香り

ユーカリ、ティートリー

硬く輝きのある金属のように冷静ですが、さまざまなことに憂いをもち、気づかぬうちにため息がもれてしまうことがあるタイプ。体調によっては、わけもなく悲しくなって急に涙が出てしまうような、感情の揺れが生じます。肌や呼吸器が敏感で、季節の変わり目に鼻炎や咳、皮膚炎などの不調を起こす人が多いようです。

おすすめ食材

辛味のあるもの：ねぎ、シソ、しょうが、大根、菜の花、ミントなど

その他：れんこん、白菜、はとむぎ、松の実、白きくらげ、白ごま

なにをするにも自信がない

- 驚きやすい
- 恐がり
- 落ち着きがない

腎水《じんすい》タイプ

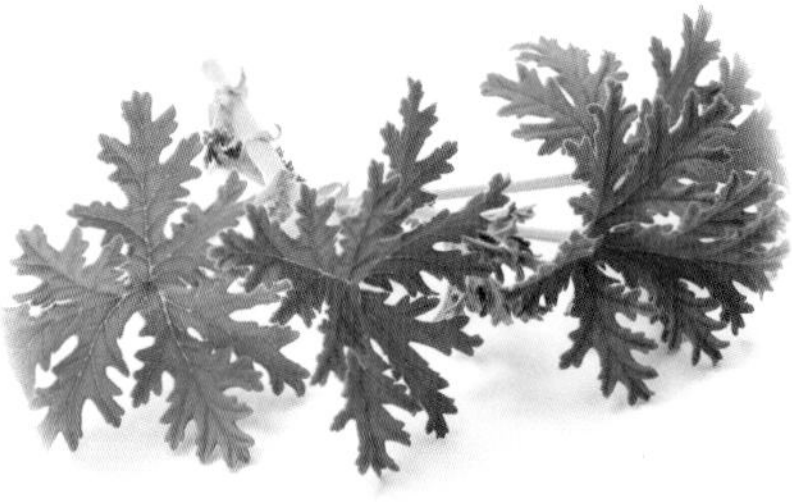

香

華やかな香りが広がる

ゼラニウム、ローズ、シナモン

水の流れのように柔軟ですが、時に優柔不断になり、ちょっとしたことで驚いたり恐がったりするタイプ。頑張りすぎて疲れがたまると、足腰のだるさが強くなり、記憶力の低下やなにをするにも自信がなくなってしまうことも。体調を崩すと耳の聞こえが悪くなって耳鳴りがしたり、白髪や抜け毛が増えたりする人が多いようです。

おすすめ食材

塩辛いもの：ひじき、わかめなどの海藻類、牡蛎、あさり、いか、かになど

その他：やまいも、ニラ、くるみ、黒きくらげ、黒ごま、ホタテ、エビ

第2章

肌・心・体トラブル別処方箋

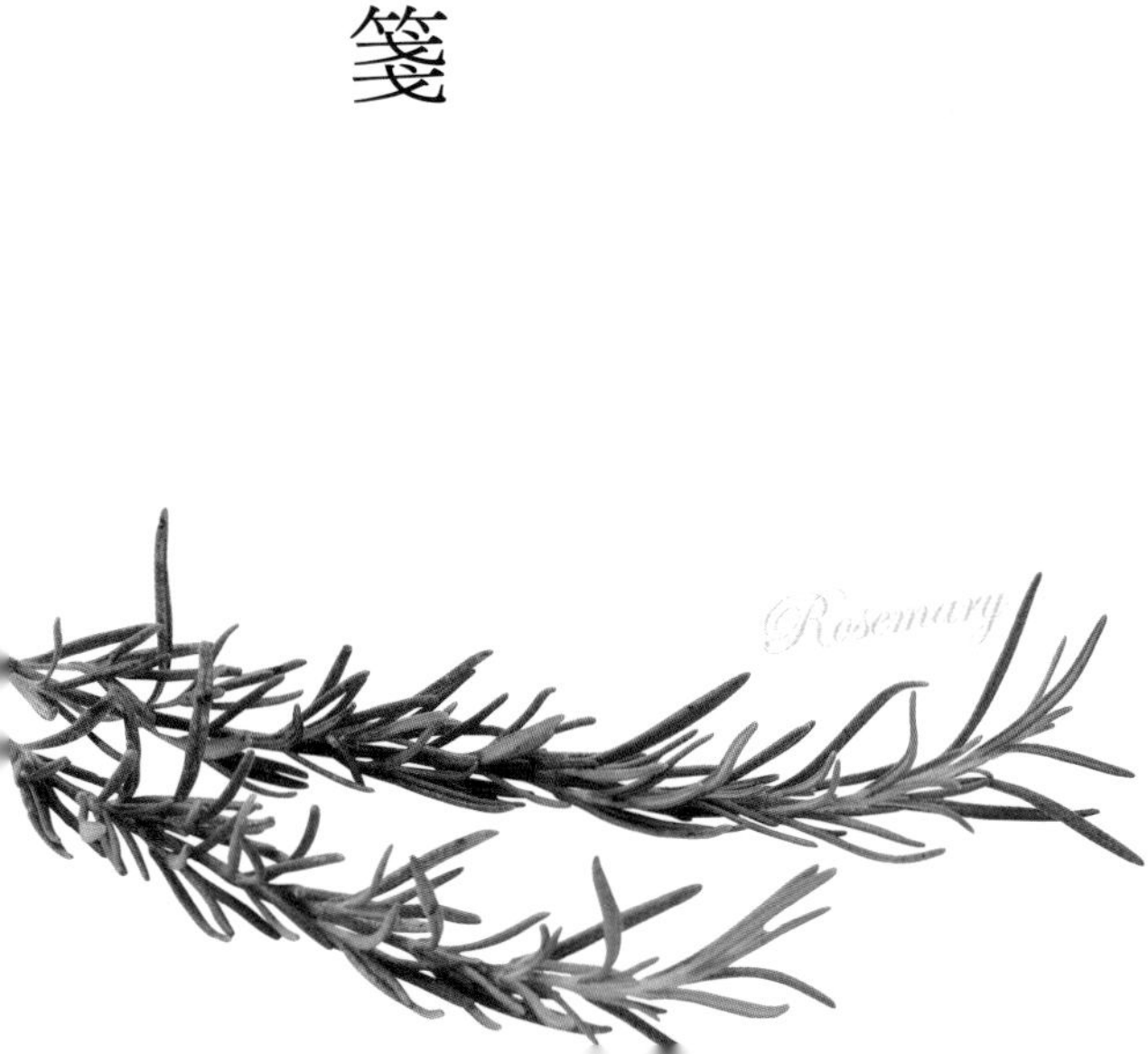

肌や髪のトラブル

シミ・肝斑 30
ニキビ・吹き出物 32
顔のしわ・かさつき 36
クマ・くすみ 37
たるみ・ハリがない 38
赤ら顔・顔ののぼせ 40
顔のむくみ 41
乾燥肌 42
敏感肌 44
肌のベタつき 46
抜け毛・薄毛 48
白髪 50
爪のトラブル 52

漢方でポジティブエイジング

漢方では、老化は加齢に伴って五臓の「腎」の働きが衰え、生命エネルギーが減っていくことだと考えます。「腎」の働きが衰えると、肌の弾力が減ってしわが増えたり、白髪や抜け毛が増えたり、足腰が弱くなります。疲れたときにはしっかりと休養をとり、冷えも禁物です。ローズやゼラニウムなどの香りをとり入れてみるのもよいでしょう。また、過度のストレス、食生活の乱れ、睡眠不足など生活の不摂生により「気」「血」が不足することでも、老化が進みます。エイジングケアには、「気」「血」を補うことが大切です。薬膳では、「腎」は黒いものを好むと考えます。黒ごまや黒豆など黒い食材をとり入れ、生活習慣を整えましょう。

レイシ（霊芝）

五臓の「腎」を元気づけてエイジングケア

レイシは、エイジングケアを考えたコスメやサプリメント、薬膳茶などに配合されています。血流がよくなり、新陳代謝を活発にします。生命エネルギーである「気」を補い、「腎」の働きを助けるので、肌や髪の老化を予防し、ハリのある若々しい素肌へと導きます。

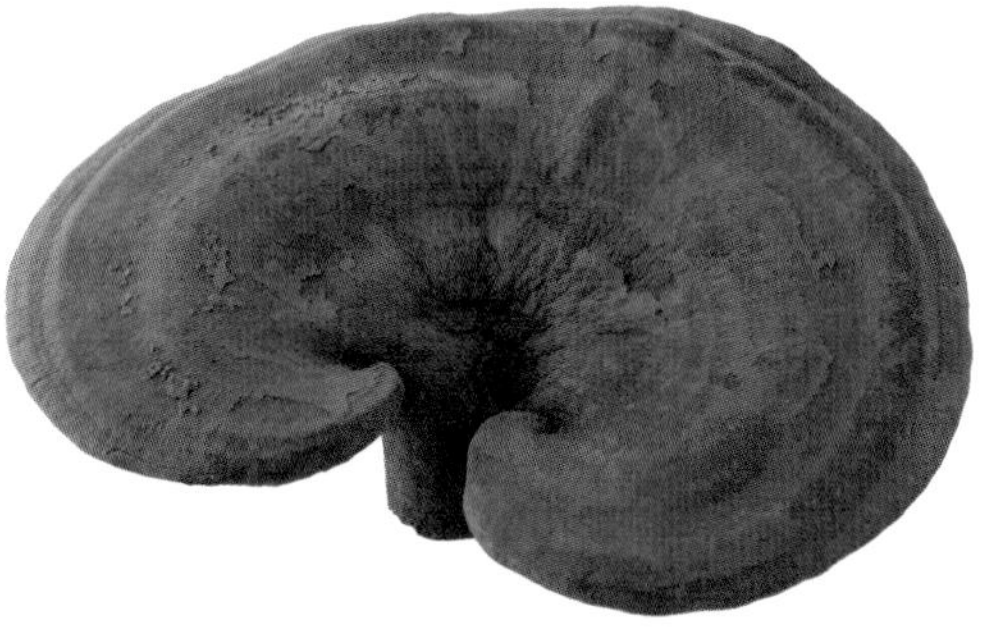

シミ・肝斑《かんぱん》

「気」「血」の巡りが滞ると目立ちます。ストレスや寝不足、冷えも厳禁です。

気虚　気滞　血虚　瘀血　水滞

❖こんな症状が気になる

シミは、紫外線や炎症によって増産された皮膚の色素成分メラニンが、皮膚のターンオーバーの乱れによって表皮組織内に取り残され、蓄積したものです。また、月経前や出産後、更年期など、ホルモンバランスの乱れが起こると、シミや肝斑ができる場合があります。ストレスによって濃く目立つこともあるので気分転換が必要です。

❖漢方的な考え方では

「気」「血」の流れが滞ることで、シミがあらわれると考えます。ストレスや緊張が続くときや更年期には、「気」「血」の巡りを担っている五臓の「肝」が失調し、シミや肝斑が目立つようになります。また、加齢によって五臓の「腎」が衰えると、顔色が黒ずんでシミも多くなります。「肝」「腎」を健やかに保つためにも、冷えや睡眠不足、ストレスの解消を心がけましょう。

ライフスタイルの改善点

「血」は夜作られます。夜更かしをせずに、夜は12時までに寝るようにしましょう。また、外出するときなど紫外線対策をきちんと行いましょう。「腎」の働きを高める黒ごまやくるみがおすすめ。

気滞　「気」の巡りが悪いと、「血」も流れにくくなります。「気」を流しリラックス効果のあるラベンダーや柑橘系の香りなどがおすすめ。

瘀血　冷えやストレス、運動不足は瘀血の原因になります。「血」の流れをよくするローズマリーやローズなどがおすすめ。

おすすめ漢方薬

加味逍遙散（かみしょうようさん）
イライラや気分の浮き沈みがあるなど「気」の巡りが滞り、月経痛や更年期の症状がある人に。

桂枝茯苓丸（けいしぶくりょうがん）
冷えのぼせ、月経痛、月経不順、あざができやすいなど「血」の巡りが滞る人に。

recipe 1　コスメ

ソウハクヒエッセンス

シミの気になるところに
コットンパック

シミが気になる人は、和漢植物エッセンスのソウハクヒを選びましょう。洗顔した後に手持ちのローションに2滴プラスしてたっぷりと潤します。ソウハクヒエッセンスをそのままコットンに浸して気になる部分にのせるのもよいでしょう。

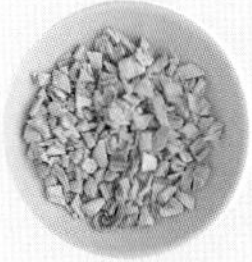

ソウハクヒ
肌の炎症を鎮め、過剰なシミやソバカスを防ぐ。肌をなめらかにする働きも期待できる。

recipe 2　薬膳

ヨクイニン粉湯

手軽にできて
美白効果が高いレシピ

ヨクイニンの粉大さじ1をお湯に溶かして飲みます。飲みづらいときは、はちみつや黒砂糖を溶かして甘味をプラスします。ヨクイニンの粉が手に入らないときは、はとむぎを煮出して飲むとよいでしょう。

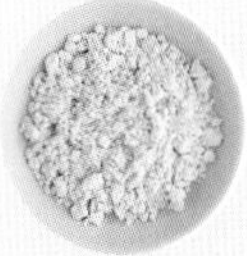

ヨクイニン粉
余分な水分を除き、むくみを改善。肌をなめらかに美しく保ち、明るくする効果が期待できる。

recipe 3　ツボ

攢竹（さんちく）

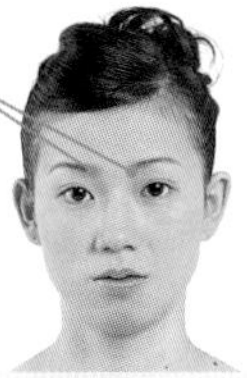

頬や目のまわりの
血行をよくする

[探し方] 眉毛の内側にあるくぼみ。

[押し方]両手の人差し指をツボにあて、息を吐きながら両側を一緒にゆっくりと押す。温めても効果的。1回3秒、10回刺激する。

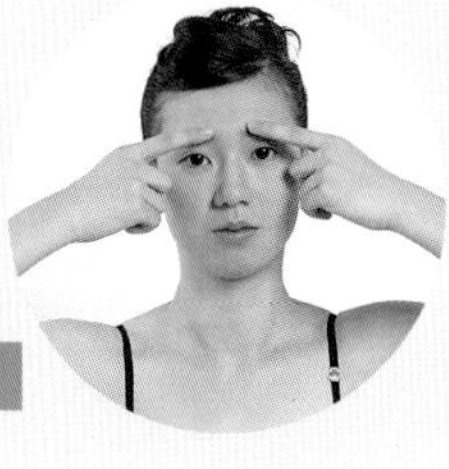

寝る前　起床後

絲竹空（しちくくう）

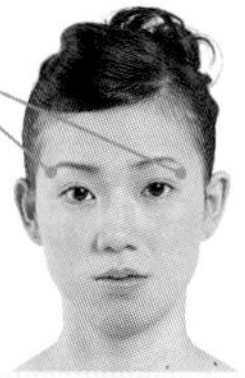

血行不良を改善
頭痛や疲れ目にもよい

[探し方] 左右の眉尻の小さなくぼみ。

[押し方]両手の人差し指の指先をツボにあて、同時にゆっくりと押して、ゆっくりと離す。1回3秒、10回刺激する。

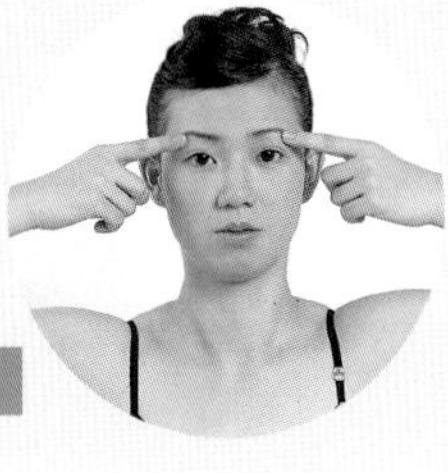

寝る前　起床後

ニキビ・吹き出物

体内に生じた「熱」による肌トラブル。
体の内側から改善し、健康で美しい肌へ。

気虚　気滞　血虚　瘀血　水滞　熱

こんな症状が気になる

「肌は内臓の鏡」といわれるように、内臓に異常があるときは、かさつき・かゆみ・炎症・ニキビなど、皮膚の状態に変化があらわれます。ニキビは、毛穴に皮脂腺から分泌された皮脂がつまり、細菌感染し、炎症を起こした状態。10代の思春期のニキビは、男性ホルモンの増加によって過剰に皮脂が分泌し、顔や胸、背中に散在します。一方、「大人のニキビ」といわれる吹き出物は、生活環境やストレス、ホルモンバランスが関係しています。

漢方的な考え方では

ニキビの原因は外からのさまざまな刺激により生じた「熱」だと考えます。熱によって皮膚に炎症が生じ、「気」「血」「水」の滞りや乾燥を引き起こします。肌の健康を保つには「気」「血」が満たされ、巡ることが大切です。

ライフスタイルの改善点

脂っこいもの、甘いもの、辛いものなど、刺激の多いものは、体内に熱がこもるので、控えましょう。胃腸に熱がこもると起こる便秘も、ニキビを悪化させる原因になります。

熱　余分なものをため込みやすい体質です。体内の余分な熱を冷ます、緑豆や豆腐などがおすすめ。

気滞　気分転換が大切です。菜の花やセロリ、ゆりねなど「気」の巡りをよくする食材をとりましょう。

血虚　「血」を補い、肌に潤いを与えるなつめや、くこの実などをとり入れましょう。

瘀血　たまねぎや黒きくらげなどをとり入れて、「血」の巡りを整えましょう。

水滞　はとむぎ、緑豆、小豆など「水」の巡りをよくする食材をとり入れて肌をなめらかに整えましょう。

recipe 1　コスメ

ターメリックを加えた ヨクイニンパック

肌の炎症を抑えてきめを整える

ヨクイニンの粉を使ったヨクイニンパック(106ページ参照)に、ターメリックパウダーを加えてフェイスパックをしてみましょう。ニキビや吹き出物などの炎症を抑えて、肌の調子を整える働きがあります。

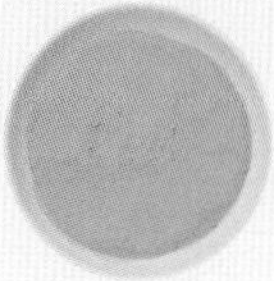

ターメリック(ウコン)
「気」を巡らせ、「血」の巡りを整える。「熱」を冷まして、肌荒れや炎症を防ぐ。

recipe 2　吸入

ティートリーとラベンダー

フェイシャルスチームで
ニキビ予防とケアに

①洗面器に湯気が立つくらいの熱いお湯を入れ、ティートリーとラベンダーの精油を各1滴入れる。
②お湯の20cmくらい上まで顔を近づけ、蒸気を逃さないように頭からすっぽりタオルをかぶる。必ず目を閉じて3～5分蒸気を顔にあてましょう。

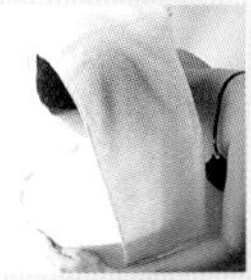

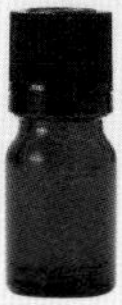

ティートリー
「気」の巡りをよくする。肌の感染症予防に有効。
ラベンダー
消毒殺菌作用があり肌トラブルにもよい。

recipe 3　ツボ

合谷（ごうこく）

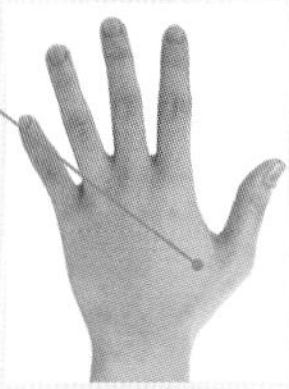

大腸の働きを整え
新陳代謝を活発にする

[探し方] 親指と人差し指の分かれ目にあるくぼみ。

[押し方]親指と人差し指で手を挟み、親指をツボにあてて、指先が食い込むくらいの強さで強く押す。1回6秒、10回刺激する。

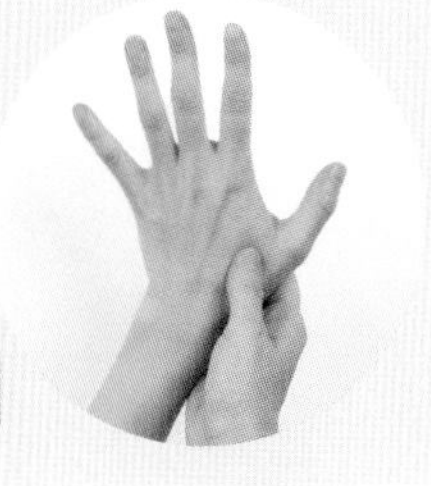

寝る前　いつでも

曲池（きょくち）

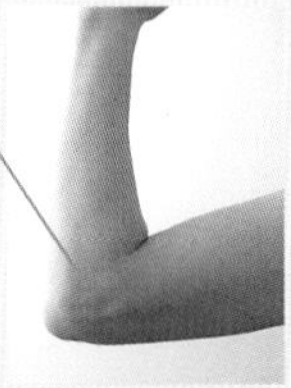

バランスの崩れた
全身の免疫機能をアップ

[探し方] ひじを曲げたときにできるくぼみの部分。

[押し方]もう一方の手でひじをつかむようにして、親指をツボにあて、ゆっくりと押しもむ。1回6秒、10回ずつ刺激する。

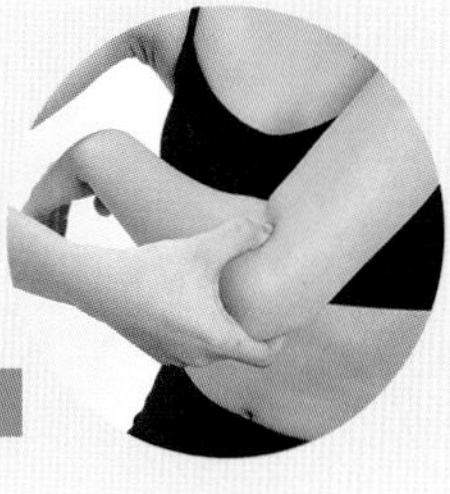

寝る前　いつでも

熱

赤く腫れたニキビ

若者の「青春ニキビ」がこれ。食生活の乱れは厳禁。

赤いニキビは、毛穴に皮脂がたまり、そこで慢性的な炎症が生じている状態です。赤みや化膿が目立ち、かゆみを伴う場合もあります。体力のある人に多く見られ、ストレスや過食で悪化します。

おすすめ漢方薬

清上防風湯（せいじょうぼうふうとう）

赤ら顔で、ときにのぼせ感がある人に。顔面・頭部の湿疹、皮膚炎に。

recipe 4　薬膳

ドクダミ茶

ニキビや便秘気味なときに
清熱の力を活用

水1ℓにドクダミの茶葉10gを入れ、20分煮出します。ただし、冷え症、特にお腹が冷えている人は、しょうがを加えて、温めて飲みましょう。

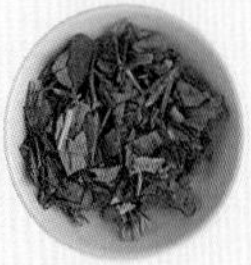

ドクダミ（ジュウヤク）
赤みの強いニキビや吹き出物に有効。体を冷やす性質があるので、冷え症の人は注意。

瘀血

黒ずんだニキビ

治りにくい大人ニキビ。跡が残りやすいので要注意。

固くごりごりとしたニキビは、冷えや運動不足、ホルモンバランスの乱れなどで「血」の巡りが滞り、肌の新陳代謝が低下することで生じます。体を温めて汗をかき、代謝を促しましょう。

おすすめ漢方薬

桂枝茯苓丸（けいしぶくりょうがん）

下半身の冷えと上半身ののぼせを併せもち、月経トラブルやしもやけ、シミなどが気になるときに。

recipe 5　薬膳

田七人参茶

血流を整えて
肌の新陳代謝を活発に

「血」の巡りをよくする田七人参は、冷えをとり除き、痛みをとるので肩こりや月経痛にも有効です。水500mℓに3gを入れ、15分煮出します。

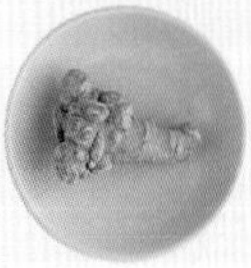

田七人参
「血」を巡らせるので、肌の新陳代謝を高めて、ニキビや吹き出物を改善する。

血虚　水滞

小さく色のないニキビ

乾燥肌の人に多いニキビ。鼻のまわりにできやすい。

栄養と潤いを運ぶ「血」の量が不足し、肌が栄養不足になってカサカサ肌になりやすい状態です。くこの実やはとむぎなどで「血」「水」を補い巡らせて肌を潤すことが大切。冷えや過労は厳禁です。

おすすめ漢方薬

当帰芍薬散（とうきしゃくやくさん）

冷えがあり貧血傾向で疲れやすい人の肌トラブルに。

recipe 6　薬膳

はとむぎ茶

排膿効果と美白効果で
肌トラブルを改善

はとむぎは水分代謝をアップしてむくみをとり、肌を潤します。さらに胃腸の調子も整えます。はとむぎ小さじ1を一度乾煎りし、急須に入れて熱湯200～300mℓを加えます。

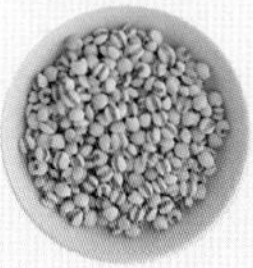

はとむぎ（ヨクイニン）
「肺」の働きを高めるので、肌トラブルや呼吸器にもよい。排膿効果も期待できる。

気滞

フェイスラインのニキビ

ストレスが原因のひとつ。ホルモンバランスも乱れがち。

おでこや髪の生え際など、フェイスラインに吹き出物ができるのは、ストレスなどで「気」の流れが悪くなっている状態です。「気」が滞ると、頭はのぼせているのに手足が冷えたり、イライラしたりします。気分転換が必要です。

おすすめ漢方薬

加味逍遙散（かみしょうようさん）

主に、女性の不調に用いられ、精神不安やいらだちがあり、ニキビや湿疹が気になる人に。

recipe 7　薬膳

カモミールティー

イライラを鎮めて
体をゆるめるハーブティー

ポットにカモミール3gと熱湯150mℓを加えて、1分蒸らします。温めた牛乳やはちみつを加えてもよいでしょう。眠れないとき、PMSが気になる人にもおすすめです。

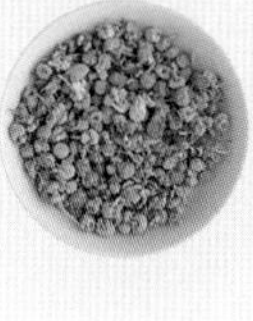

カモミール
やさしい香りが「気」を巡らせてリラックスさせるキク科のハーブ。

木 火 土 金 水

顔のしわ・かさつき

外側からは保湿、内側からは潤い食材。
食生活を見直して潤い満ちる肌に。

気虚　気滞　血虚　瘀血　水滞

❖漢方的な考え方では

身体に栄養を与える「血」と、肌の弾力とハリを支える「気」が足りないと肌が乾燥し、しわができやすくなります。さらに、食生活が乱れると、「気」「血」が行き渡らずに潤い不足になって、肌がかさつきます。加齢により「気・血・水」のバランスが崩れることでも、しわやたるみが目立つようになります。乾燥や不摂生は大敵です。

ライフスタイルの改善点

気虚　血虚

肌の摩擦もしわの原因になるので、洗顔ソープはよく泡立て、ぬるま湯で洗いましょう。辛い食材など刺激物は少なめにし、ほうれん草や金針菜（きんしんさい）、きのこや、やまいもなど肌に栄養と潤いを与えるものをとり入れましょう。食生活の改善が大切です。

おすすめ漢方薬

当帰芍薬散（とうきしゃくやくさん）／**四物湯**（しもつとう）

recipe 1　マッサージ

ラベンダーのフェイスマッサージ

香りを楽しみながら「気」「血」を届ける

ラベンダーの精油をマッサージオイルに加え、フェイスマッサージをしましょう。

①両手の四指を使ってこめかみから耳の前を通り、あごの先までマッサージする。

②あごの下から耳の後ろ→首の前を通って鎖骨→脇の下までマッサージする。

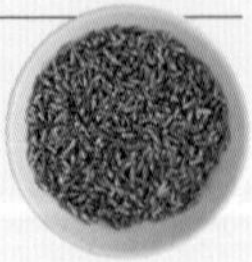

ラベンダー

「気」「血」を巡らせるので、肌・心・体の幅広いトラブルに。

recipe 2　ツボ

顴髎（けんりょう）

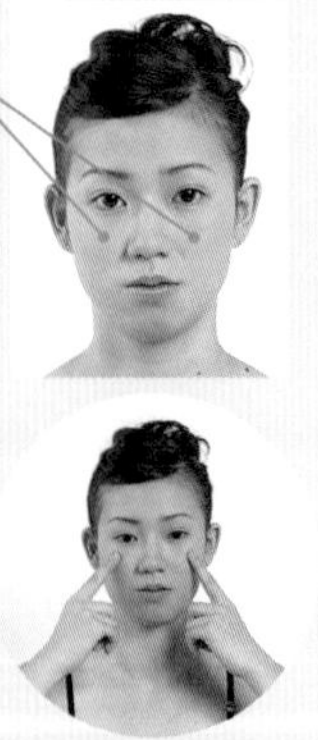

皮膚に潤いを与える
肌のトラブル全般に

[探し方] 両頬の頬骨の、最も高いところのすぐ下。

[押し方] 両手の中指の腹で、軽く押さえるように刺激する。力を入れすぎると赤くなるので注意。1回3秒、10回刺激する。

寝る前　化粧の前後に

クマ・くすみ

「血」の不足や滞りが原因。下半身を冷やさないことも大事です。

気虚　気滞　血虚　瘀血　水滞

漢方的な考え方では

表皮組織の下にある毛細血管がみえている状態です。目の下の皮膚は特に薄いので、疲労や睡眠不足で肌を滋養する「血」が不足したり、滞ると肌の色がくすみます。さらに、全身の血行が悪くなって冷えを伴うと、クマが目立ちます。クマは疲れや睡眠不足でも目立ってくるのでしっかりと休養しましょう。

ライフスタイルの改善点

血虚　瘀血

漢方では「血」は夜作られると考えます。夜更かしせずに十分に睡眠をとり、体を冷やさないことが大切です。特に下半身は冷えやすいので、足湯などで温めて血行をよくしましょう。赤色や黒色の食材は「血」を補い巡らせます。積極的にとり入れましょう。

おすすめ漢方薬

桂枝茯苓丸（けいしぶくりょうがん）／**四物湯**（しもつとう）

recipe 1　マッサージ

シャクヤクエッセンスでオイルマッサージ

目元にハリと潤いを与える

マッサージオイルに、肌の血行をよくするシャクヤクの和漢植物エッセンスを入れて使います。オイルを少し指の腹にとり、目の下をやさしくマッサージして、「血」を巡らせましょう。

シャクヤク

「血」を補い、巡りをよくする。顔色が悪い人や肌トラブルに。

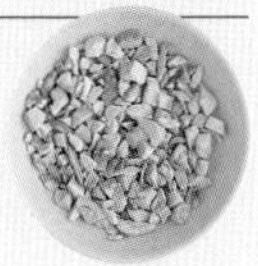

recipe 2　ツボ

承泣（しょうきゅう）

腫れぼったい目やクマを解消するツボ

[探し方] まっすぐ前を見たときの、瞳の真下のくぼみ。

[押し方] 両手の人差し指の指先をツボにあて、ゆっくり押して、ゆっくり離す。1回3秒、10回刺激する。

寝る前　お風呂上がり

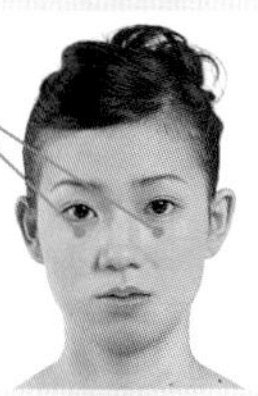

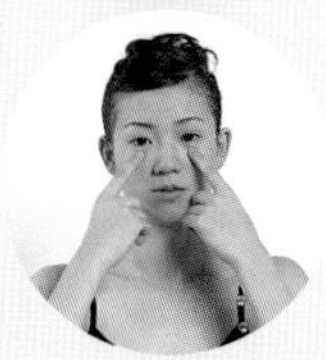

たるみ・ハリがない

「脾」の働きが弱ると、たるみの原因に。胃腸を整え、肌を持ち上げましょう。

気虚　気滞　血虚　瘀血　水滞

こんな症状が気になる

皮膚の弾力性は加齢と共に減少し、重力に逆らえなくなります。たるみは、コラーゲン、エラスチンやヒアルロン酸など、皮膚の弾力や水分、柔軟性不足、筋肉の衰えが原因です。さらに、たるみが深くなるとしわが刻まれます。

漢方的な考え方では

たるみの原因として、消化吸収を担う五臓の「脾」の不調や加齢による「腎」の機能低下が考えられます。「脾」の働きが弱ると、「気」「血」を十分に作ることができなくなるため、肌を支える力が不足し、栄養も行き渡りません。さらに、「水」が滞るためむくみやすく、肌がたるみます。まずは胃腸を整えて「気」「血」を補うことが大切です。

ライフスタイルの改善点

顔の表情筋を鍛える体操がおすすめ。「イー」と言って、前歯を見せ、次にゆっくりと「ウー」といって唇をすぼめます。これを5~8回行い、顔の筋肉を動かしましょう。

気虚

「気」が足りないと、皮膚がたるみます。さといもなどのいも類や、黒豆、もち米などの穀類をとり入れ、「気」を補い、「脾」の働きを高めましょう。

水滞

水分代謝が悪化してむくむと、肌がたるんできます。「水」を巡らせる働きがあるとうもろこしや小豆などをとり入れ、五臓の「腎」と「脾」の働きを高めましょう。

おすすめ漢方薬

補中益気湯（ほちゅうえっきとう）
胃腸の調子が悪く、疲れやすい。ハリがなく疲れ顔の人に。

十全大補湯（じゅうぜんたいほとう）
「気」「血」を補い、体力を充実させる。疲れやすく、顔色が悪い人に。

recipe 1　コスメ

ニンジンエッセンスで ヨクイニンパック

ニンジンで肌に
潤いと活力を

ヨクイニンの粉を使ったヨクイニンパック(106ページ参照)に、ニンジンの和漢植物エッセンスを1滴加えます。肌を潤して、やわらかく活力のある肌に導きます。

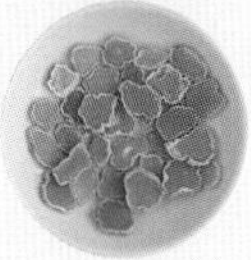

ニンジン
「気」と「水」を補うので、皮膚が潤い、ハリのあるなめらかな肌を実現。

recipe 2　薬膳

ニンジン入り薬膳酒

「気」を補い、
美肌を作る美容酒

乾燥させて刻んだ高麗人参を使います。
①密閉瓶にニンジン10g、なつめ5個、くこの実10g、ヨクイニン30gを入れ、ホワイトリカー500㎖を静かに注ぐ。
②瓶を1日1回揺り動かし、10日ほど冷暗所で熟成させた後、ろ過して素材をとり除く。
③はちみつ50gを加え、とり出した素材の1割を戻して1か月熟成させる。

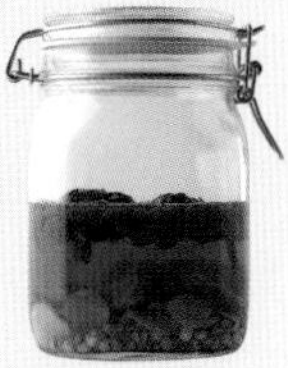

recipe 3　ツボ

太陽（たいよう）

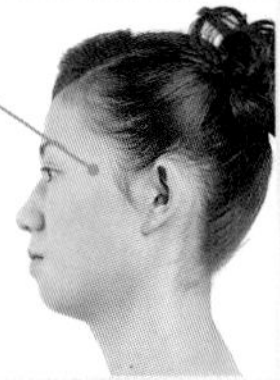

血行を改善し
小じわの予防に

[探し方] 左右の目尻と眉尻を結ぶ線の中間から、親指幅1本分下がったくぼみ。

[押し方] 親指をツボにあて、小さく円を描くように押しもむ。最初は軽く、徐々に強めて、1回6秒、10回刺激する。

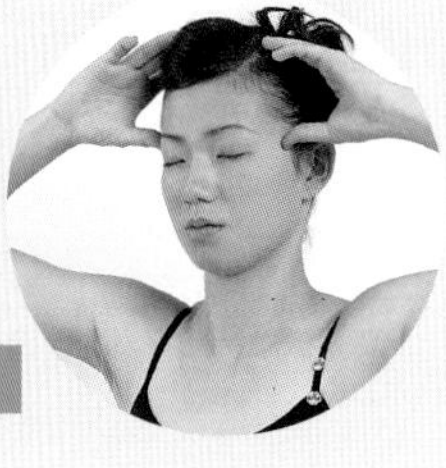

寝る前　いつでも

四白（しはく）

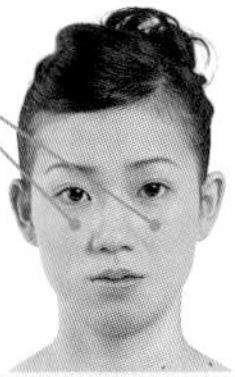

顔面の血行を促して
美肌に

[探し方] 瞳の中央から親指幅1本分下のくぼみ。

[押し方] 両手の中指の指先をツボにあて、小さく円を描くようにやさしく押しもむ。1～2分続けたら、反対回りでも同様に押しもむ。

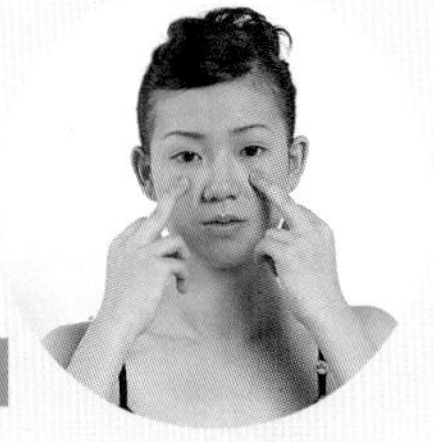

寝る前　いつでも

木 火 土 水

赤ら顔・顔ののぼせ

「気」「血」の流れが滞り
顔や頭に「熱」がたまっている状態です。

気虚　気滞　血虚　瘀血　水滞　熱

漢方的な考え方では

発熱はしていないのに顔や首がカーッと熱くなるのは、「気」「血」の巡りが悪く、体内の「熱」が上部に偏ることが原因です。「血」の流れが滞ると、顔はのぼせるけれど足は冷えます。ストレスや不安などから「気」の流れが滞ると、顔や頭に「気」が上がりやすく、停滞してのぼせやホットフラッシュが起こります。

ライフスタイルの改善点

気滞　瘀血　熱

ミントやシソを緑茶に加えて香りを楽しむと「気」が巡り、上半身に停滞している「熱」も動き出します。紅花やサフランは「血」を巡らせます。適度な運動で血流を改善することも大切です。

おすすめ漢方薬
黄連解毒湯（おうれんげどくとう）／**加味逍遙散**（かみしょうようさん）

recipe 1 コスメ

ミントオイルでクルーダウン

首筋やこめかみに
少量のせて

「熱」のたまった頭や顔を涼やかにするミントオイル。首筋などに清涼感を与えると、ストレスや緊張がやわらぎます。顔ののぼせやホットフラッシュにもおすすめです。

ペパーミント
さわやかな香りが「気」を巡らせ、心や体の余分な熱を冷ます。

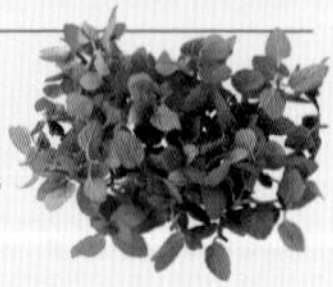

recipe 2 ツボ

百会（ひゃくえ）

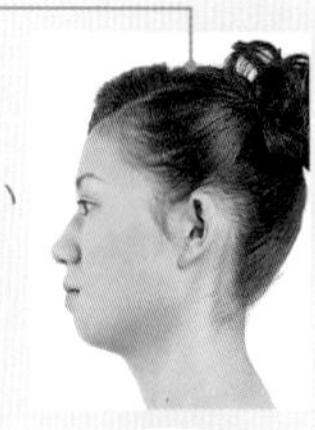

体中の「気」の流れを担い
バランスを整える

[探し方] 頭頂部のほぼ中央、両耳の上端を結ぶ線と眉間の中央から延ばした線が交わる点。

[押し方] 両手の中指を重ねてツボにあて、まっすぐ下に気持ちいいと感じるくらいの強さで押す。1回6～10秒、10回刺激する。

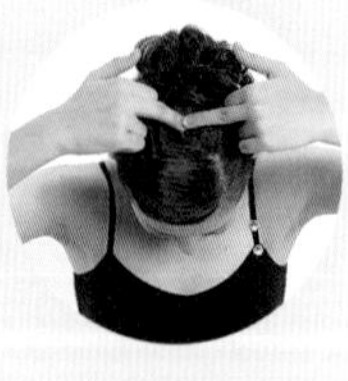

寝る前　いつでも

水　火　木　金　土

顔のむくみ

「水」の滞りが原因。むくみの出る場所で弱っている五臓がわかります。

気虚　気滞　血虚　瘀血　水滞

漢方的な考え方では

お酒を飲んだ次の日に、顔のむくみが気になるように、水分代謝が低下すると体だけでなく、顔にもむくみが起こります。これは、「水」の滞りが原因です。さらに、五臓の「脾」が弱っている場合は、顔だけでなく全身がむくみやすくなります。五臓の「肺」が弱っている場合は、顔など上半身がむくみます。五臓の「腎」が弱っている場合は、顔と下半身にむくみが出ます。

ライフスタイルの改善点

水滞

水分のとりすぎに気をつけて、半身浴などで発汗を心がけましょう。サンダルウッドやフェンネル、サイプレスなどの香りも水分代謝を促します。体を冷やさないように気をつけましょう。

おすすめ漢方薬

当帰芍薬散（とうきしゃくやくさん）／**防已黄耆湯**（ぼういおうぎとう）

recipe 1　薬膳

はとむぎ粥

むくみや二日酔い
肌トラブルにも

体内の余分な熱をとり、膿を出すはとむぎは、「ヨクイニン」と呼ばれる生薬です。

①はとむぎ大さじ1と米1合は、洗ってから1時間程度おく。

②米の10倍の水で、やわらかくなるまでよく煮込む。

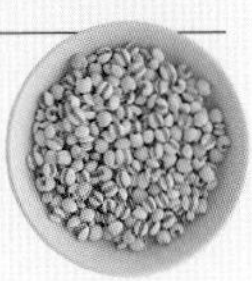

ヨクイニン

「脾」の働きを高めて、水分代謝をアップし、むくみをとる。

recipe 2　ツボ

太陽（たいよう）

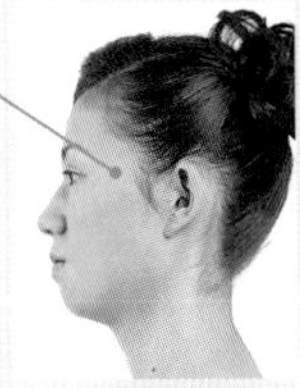

顔面の流れを調整し
偏頭痛にも有効

[探し方] 左右の目尻と眉尻を結ぶ線の中間から、親指幅1本分下がったくぼみ。

[押し方] 親指をツボにあて、小さく円を描くように押しもむ。最初は軽く、徐々に強めて、1回6秒、10回刺激する。

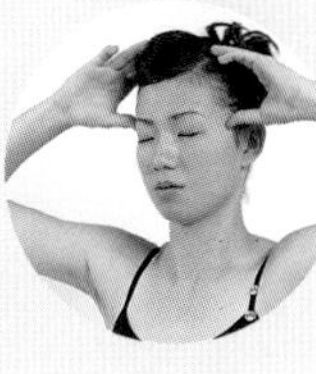

寝る前　いつでも

木 火 土 金 水

乾燥肌

肌の栄養不足です。体の外からだけでなく、内からも潤いを。

気虚　気滞　血虚　瘀血　水滞

こんな症状が気になる

肌の表面は、皮脂腺からの脂成分と汗の成分が混ざり合った皮脂膜で覆われていて、これが肌の乾燥を防いでいます。この皮脂膜のpHがアルカリ性に傾くと、乾燥肌と考えられ、肌のかさつきやしわなどがあらわれます。肌の乾燥は、外からのケアも大事ですが、体の中から潤すことも大切です。

漢方的な考え方では

「血」と「水」が不足すると、肌が乾燥すると考えます。特に「血」が不足すると肌のかさつきや乾燥だけでなく、かゆみも引き起こすことがあります。睡眠不足や栄養不足など不摂生な生活が続くと「血」が足りなくなり、肌に潤いがなくなり、乾燥肌に。睡眠や食事など生活を見直すことが必要です。

ライフスタイルの改善点

肌の乾燥は体の内側の潤い不足と考えて、食生活から見直しましょう。肌に潤いを与える食材としては、松の実や黒ごま、白きくらげなどがおすすめです。

汗のかきすぎは体内の潤いを消耗します。熱いお風呂に長時間浸かったり、サウナやホットヨガなどで大量に発汗するのは控えましょう。

血虚

皮膚や唇の色が淡い、髪の量が少ないなどは、「血」が不足するとみられる特徴です。なつめやくこの実、あんずやぶどうなど、赤い食材をとり入れて「血」を補いましょう。

おすすめ漢方薬

当帰飲子（とうきいんし）
冷え症で皮膚が乾燥している人に用いる。湿疹やかゆみ、皮膚炎などに。

温清飲（うんせいいん）
皮膚がカサカサして色ツヤが悪く、のぼせ感のある人に用いる。月経トラブルに。

recipe 1 薬膳

なつめと黒糖の薬膳茶

「血」を補い、「血」を巡らせる組み合わせ

なつめはかぶるほどの水に漬けてひと晩おき、鍋で煮ます。黒糖を加えて煮詰め、冷まして作りおきに。煮なつめを茶碗に入れ、お湯を注いで飲みましょう。煮なつめはそのまま食べてもおいしいです。

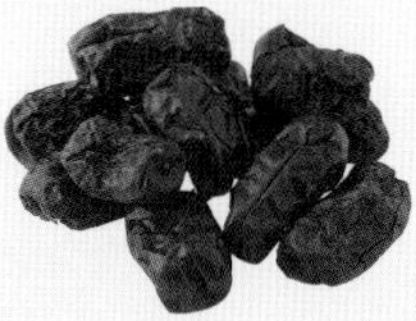

なつめ
「気」「血」を補う。体力、気力を補い、元気を与える。

recipe 2 コスメ

ニンジンエッセンスのコットンパック

乾燥が気になるところに

ニンジンの和漢植物エッセンスを使って、お手入れします。エッセンスをそのままコットンに浸して、乾燥が気になる部分にのせます。

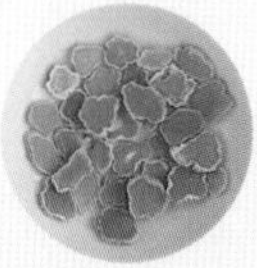

ニンジン
「気」を補い、心身の機能を高める。「水」を補うので、皮膚が潤い、肌にハリが増す。

recipe 3 ツボ

印堂(いんどう)

血行を促して額の小じわを予防

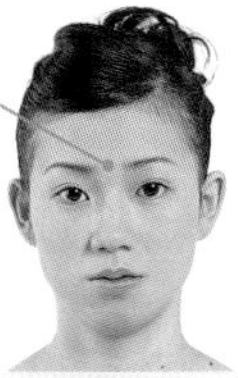

[探し方] 顔の中心線上、左右の眉の中間。

[押し方] きき手の中指をツボにあて、ゆっくりと強めに押す。1回6秒、10回刺激する。

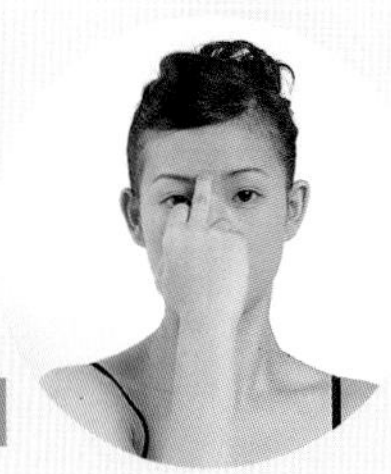

寝る前　いつでも

下関(げかん)

内臓を活性化させ肌のトラブルを改善する

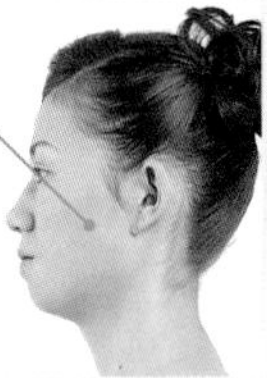

[探し方] 頬骨の下で、口を開けると盛り上がり、閉じるとくぼみができる部分。

[押し方] 中指をツボにあて、小さく円を描くように1～2分強めに押しもむ。

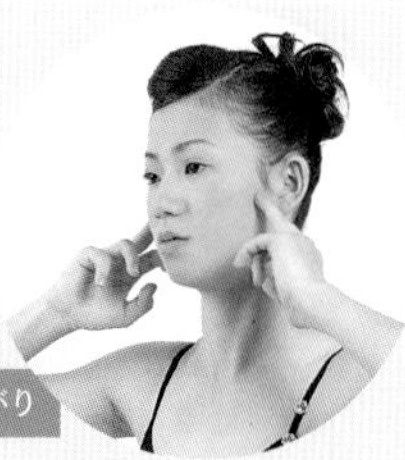

寝る前　お風呂上がり

木 火 土 金 水

敏感肌

「気」の不足でバリア機能が低下。補うために「脾」の働きを高めましょう。

気虚 気滞 血虚 瘀血 水滞

こんな症状が気になる

敏感肌は、角質層の主成分であるセラミドが不足した状態で、皮脂膜が不十分なので、ウイルスやアレルゲンなど外部からの刺激に弱く、炎症を引き起こしやすくなっています。ちょっとした刺激にも反応するため、敏感肌と呼びます。アレルギーなどは、遺伝的な体質が素因となっていることも多いようです。

漢方的な考え方では

肌の土台が揺らいでいることが敏感肌の原因です。肌を健やかに保つ「血」が不足しています。さらに、「気」の不足によって、外側からの刺激に対するバリア機能が低下していて、赤みやかゆみなどの炎症や乾燥が起こりやすい状態です。守る力が不足しているので、かぜなどの感染症にも気をつけましょう。「気」「血」を補う食事の見直しが必要です。

ライフスタイルの改善点

ストレスを抱えながら頑張りすぎると「気」「血」を消耗します。早めの気分転換で元気を養い、朝食をしっかりとるようにしましょう。

気虚

外からのウイルスや細菌に負けないように「気」を補うなつめやいちご、牛乳などをとり入れてみましょう。

血虚

「血」が不足すると、栄養が足りずに肌ツヤが悪くなります。あんずやいちじく、ぶどうなどを食生活にとり入れて、「血」を補うようにしましょう。

おすすめ漢方薬

温清飲（うんせいいん）

皮膚がカサカサして色ツヤが悪く、のぼせ感のある人。月経トラブルに。

十全大補湯（じゅうぜんたいほとう）

「気」「血」ともに不足して、疲れが激しく、顔色が悪い人に用いる。

recipe 1　洗顔

敏感肌の洗顔

刺激をせずに
スキンケアを

洗顔料を直接肌にのせず、泡を使うよう気をつけましょう。洗顔後、早めに化粧水で潤すことも忘れずに。

①水やぬるま湯で軽く顔を洗い、低刺激の洗顔料を適量手にとり、よく泡立ててから顔全体を包むように洗う。
②脂っぽいところは丁寧に手のひらで包み込むようにし、決してゴシゴシこすらない。
③水やぬるま湯でやさしくすすぎ、タオルで押さえるようにやさしく水分を拭きとる。

recipe 2　薬膳

シソ緑茶

外部の刺激から
肌を守る

生薬では「ソヨウ」と呼ばれるシソは、体を温めて冷えをとり、胃腸の働きを回復させるとされています。シソの葉1～2枚を刻んで、緑茶を淹れるときに加えてみましょう。さわやかな香りが「気」を巡らせて、肌を刺激から守ります。手に入りやすい、身近な食材で作る薬膳茶です。

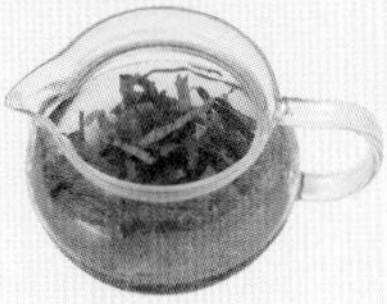

シソ
乾燥や紫外線など外的ダメージによる肌トラブルから肌を守る。

recipe 3　ツボ

魚腰（ぎょよう）

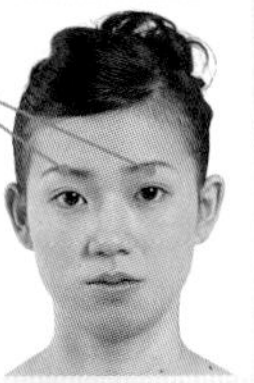

目の疲れや視力回復
美肌効果が高いツボ

[探し方] 左右の眉の中央。

[押し方] 両手の中指の指先をツボにあて、小さく円を描くようにやさしく押しもむ。1～2分続けたら、同様に反対回りでも行う。

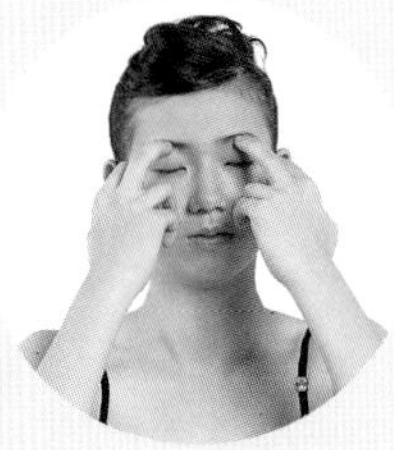

寝る前　いつでも

太陽（たいよう）

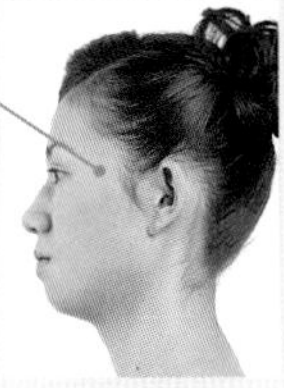

血行を改善し
小じわの予防に

[探し方] 左右の目尻と眉尻を結ぶ線の中間から、親指幅1本分下がったくぼみ。

[押し方] 親指をツボにあて、小さく円を描くように押しもむ。最初は軽く、徐々に強めて、1回6秒、10回刺激する

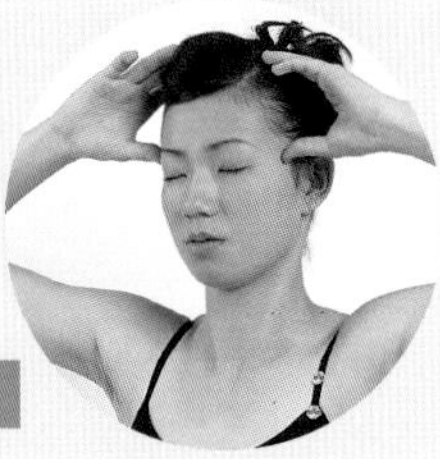

寝る前　いつでも

肌のベタつき

生活リズムの乱れによる瘀血、水滞に熱を伴うことでベタつきます。

気虚 気滞 血虚 瘀血 水滞 熱

こんな症状が気になる

ニキビや吹き出物などのトラブルになりやすい肌のベタつき。肌の皮膚膜のpHが酸性に傾くことで起こります。新陳代謝が盛んな思春期は皮脂分泌が増えて皮脂膜も多くなります。また、皮膚の脂分と水分とのバランスが崩れて、新陳代謝が低下することでも肌がベタつきます。ただし、適度な皮脂膜は肌から水分が蒸発するのを防ぐため必要なので、過度な洗顔は禁物です。

漢方的な考え方では

肌のベタつきは、「気・血・水」のバランスが崩れ、新陳代謝が低下していることが原因です。食事や睡眠など生活のリズムが乱れることで、「血」「水」が滞り、さらに「熱」を伴うことで、肌がベタつきます。不要なものが肌にとどまっている状態です。体の中の余分な「熱」をとり除き、代謝をよくすることが大切です。

ライフスタイルの改善点

軽い運動や散歩などで、新陳代謝を高めましょう。外食などが続いたら、刺激物を避け、旬の野菜をとり入れた食事で胃腸の調子を整えるとよいでしょう。

瘀血 「血」の巡りをよくする菜の花やちんげんさい、ほうれん草など、青もの野菜をとり入れましょう。

水滞 「水」の巡りをよくするはとむぎ、昆布やわかめなどの海藻類をとり入れましょう。

おすすめ漢方薬

防風通聖散（ぼうふうつうしょうさん）

食生活が不摂生のときに。便秘や太鼓腹が気になる人に。

荊芥連翹湯（けいがいれんぎょうとう）

鼻や喉、耳、目、肌に炎症があるときに用いる。赤ニキビができやすい人に。

recipe 1 薬膳

ドクダミはとむぎ茶

体の余分な熱を除き
「水」の巡りをよくする

生薬では「ジュウヤク」と呼ばれるドクダミは、体の中の余分な熱を冷ますとされています。はとむぎにドクダミの茶葉を加えてお茶にします。温かいまま飲んでもその作用は変わりません。

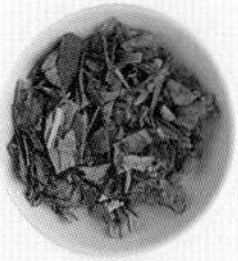

ドクダミ（ジュウヤク）
体の余分な熱を除く作用がある。赤ニキビや吹き出物、脂性による毛穴の開きの改善に。

recipe 2 コスメ

きゅうりとペパーミントのパック

洗いあがりさっぱり
毛穴引き締め効果大

①きゅうり1本皮をむいてすりおろす。
②卵白2個分を泡立て、レモン汁小さじ１とブランデー小さじ２、❶とペパーミントのみじん切りを加えて混ぜる。
③このペーストを気になる毛穴の部分につけそのまま15分。その後、水で洗い流す。

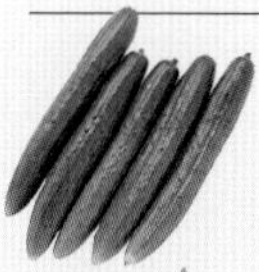

きゅうり
体の中の熱をとり、水を巡らせる作用があり、引き締まる。

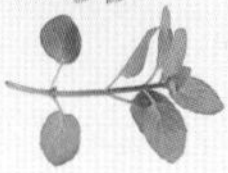

ペパーミント
体の中の熱を冷ます作用があるので、毛穴を引き締め、肌の炎症にも効果が期待できる。

recipe 3 ツボ

三陰交（さんいんこう）

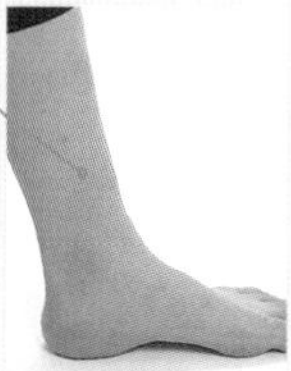

「肝」「脾」「腎」の経絡が
交わる大切なツボ

[探し方] 内くるぶしの上から指幅4本分上がった骨の後ろ側。

[押し方] 親指をツボにあて、すねの骨に向かって強めに押す。1回6秒、両足10回刺激する。

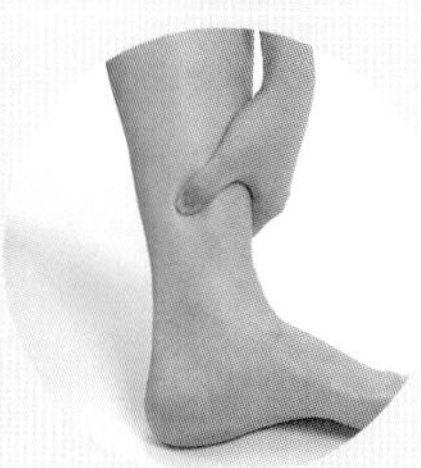

寝る前

合谷（ごうこく）

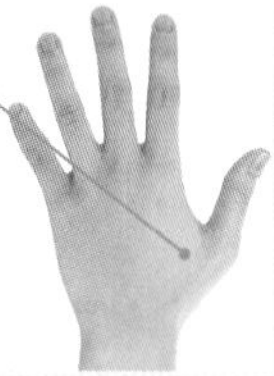

「血」の流れをよくして
老廃物を押し流す

[探し方] 親指と人差し指の分かれ目にあるくぼみ。

[押し方] 親指と人差し指で手を挟み、親指をツボにあてて、指先が食い込むくらいの強さで強く押す。1回6秒、10回刺激する。

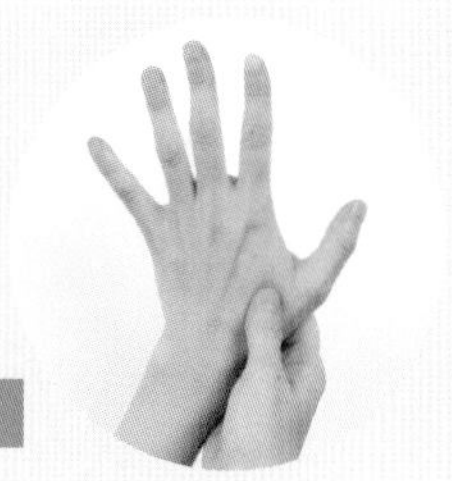

寝る前　いつでも

木 火 土 金 水

抜け毛・薄毛

髪は「血余」つまり「血」の余り。「血」の不足が髪のトラブルの原因です。

気虚 気滞 血虚 瘀血 水滞

❖こんな症状が気になる

髪や頭皮がベタつきやすく、脱毛しやすい。髪が乾燥していて、フケが出る。ツヤがなく髪が細いなど、髪の悩みはさまざまです。髪の毛はケラチンと呼ばれるたんぱく質でできていて、爪と同様に皮膚が変化したもの。肌の症状と同様のトラブルが頭皮や髪にも起こります。

❖漢方的な考え方では

髪と「血」は深い関係があります。漢方では髪は「血余」といい、「血（栄養分）」に滋養されているのだと考えます。髪や肌などに栄養を送るのは「血」なので、不足すれば細く、乾燥し、傷みやすくなります。「気」の滞り、「血」の滞りを伴うと、血行不良を招き、結果的に体のすみずみにまで「血」が行き渡らず、髪の栄養が不足して抜け毛が増えます。

ライフスタイルの改善点

「血」を補い、「血」を消耗しないように心がけましょう。睡眠不足や夜遅くまで目を酷使することは避け、正しい睡眠と食事をとるようにしましょう。

「血」は心労によっても消耗します。心配事や悩みは一人で抱え込まず、周囲の人々の力も借りて解消しましょう。

血虚 海藻類、黒ごま、黒豆、ほうれん草、金針菜など、「血」を補う食材をとり入れましょう。レバー、赤身の肉や魚、くこの実など赤色の食材も「血」を補うのに有効です。

おすすめ漢方薬

四物湯（しもつとう）
皮膚にツヤがない、冷えや乾燥がある人に。

桂枝加竜骨牡蠣湯（けいしかりゅうこつぼれいとう）
ストレスでよく眠れない人に。

recipe 1　育毛

センブリチンキ

血行促進によって
頭皮の育毛環境を整える

①センブリ80ｇをホワイトリカー 1.8ℓに漬けて冷暗所で２週間おく。
②そのままスプレー容器に入れて頭皮に直接スプレーする。

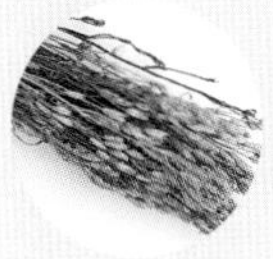

センブリ
頭皮の血行がよくなり、育毛環境が整う。「血」が体のすみずみまで行き渡るので、髪の状態が改善する。

recipe 2　薬膳

黒豆ほうじ茶

「血」を補い、「血」を巡らせる
カフェインの少ない薬膳茶

ほうじ茶に炒った黒豆を加えて、熱湯を注いでしばらく蒸らします。体を内側から温め、新陳代謝を促します。

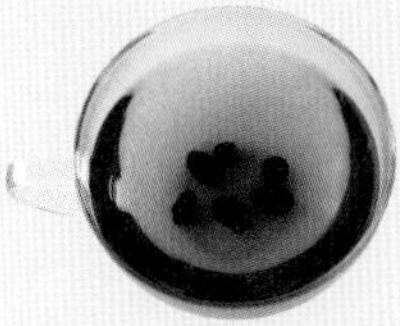

黒豆
不足した「血」を補い、「血」「水」を巡らせる。

recipe 3　ツボ

百会（ひゃくえ）

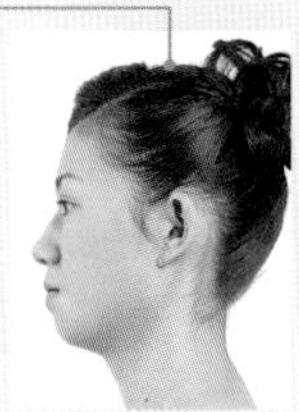

全身の「気」の流れを担い
頭痛やめまい、脱毛症に

[探し方] 頭頂部のほぼ中央、両耳の上端を結ぶ線と眉間の中央から延ばした線が交わる点。

[押し方]両手の中指を重ねてツボにあて、まっすぐ下に気持ちいいと感じるくらいの強さで押す。1回6～10秒、10回刺激する。

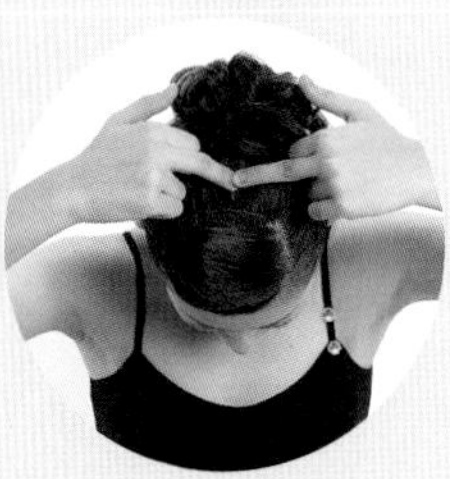

寝る前

玉枕（ぎょくちん）

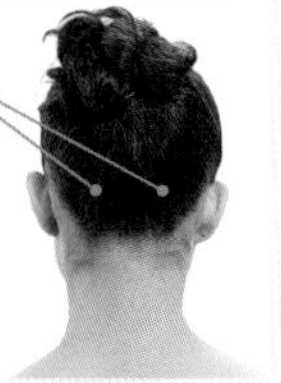

頭部の血行を促進し
髪や目に有効

[探し方] 後頭部、真ん中付近の飛び出た骨の両側指2本分、外。

[押し方]両手の親指を左右両側のツボにあて、一緒に押しもむ。1回6秒、5回刺激する。

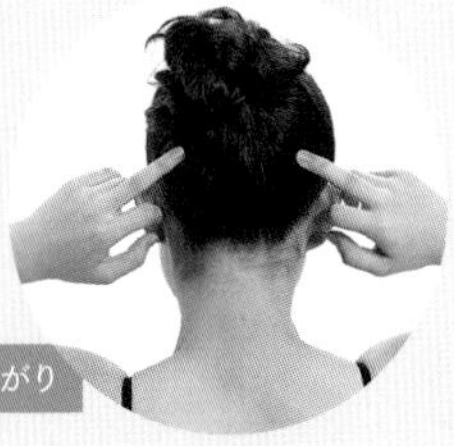

寝る前　お風呂上がり

木
水　火
土

白髪

加齢に伴い、「血」が消耗して髪を滋養できない状態です。

気虚　気滞　血虚　瘀血　水滞

❖こんな症状が気になる

あるとき突然白髪が増えた、若いときから白髪が多いなどは、遺伝的な体質や強いストレスを受けたためと考えられています。

❖漢方的な考え方では

髪は五臓の「腎」と深いつながりがあります。髪のハリやツヤ、白髪など髪の状態は「腎」の健康状態をあらわしているともいえます。「腎」は生命力の貯蔵を担っているので、加齢に伴い白髪が増えます。エイジングケアは早めに取り組みましょう。

また「血余」である髪は、急激な「血」の消耗で白髪になることがあります。大きなショックや激しい心労、出産時の出血などで髪が抜け、一気に白髪が増えることもあるので、日ごろから「血」の補充を心がけましょう。

ライフスタイルの改善点

髪のトラブルの中でも白髪は、老化の目安になる部分です。黒ごま、昆布などの黒い食材や、くるみなどナッツ類をとり入れて、「血」を補いましょう。

老化と関係が深い五臓の「腎」は、冷えや長時間の立ち仕事などが続くと弱っていきます。特に足腰を温めて、無理なく過ごすことが大切です。

血虚

「血」を補う食材をとり入れます。無理なダイエットや偏食はやめ、「血」を消耗する不摂生な生活を改善しましょう。

おすすめ漢方薬

八味地黄丸（はちみじおうがん）
「腎」を強化して髪の健康を守る。体が冷えやすく、疲れやすい人に。

四物湯（しもつとう）
体力が弱く、皮膚にツヤがない、冷えや乾燥がある人に。

recipe 1　コスメ

ゼラニウムの精油

やさしいローズ系の香りが あらゆるバランスをとる

「腎」の働きを高めて、ホルモンバランスを整えるゼラニウムの香り。ローズ、ローズウッドなどローズ系の精油は、白髪など髪のトラブル改善におすすめです。市販の無香料シャンプーなどに香りをプラスして使用しましょう。

ゼラニウム
皮脂のバランスを整える。ホルモンバランスを整えるので、髪や肌、月経トラブルや更年期の症状に。

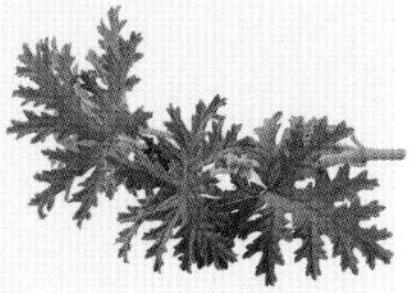

recipe 2　薬膳

黒ごまの薬膳酒

黒い食材で「血」を補い、エイジングケア

黒ごまの風味たっぷりの薬膳酒。そのまま少量飲んでも、牛乳で割って飲んでも、おいしいです。
①黒ごま50gを炒り、密閉瓶に入れ、ホワイトリカー500mℓを静かに注ぐ。
②瓶を1日1回揺り動かし、2週間ほど冷暗所で熟成させた後、ろ過して素材をとり除く。

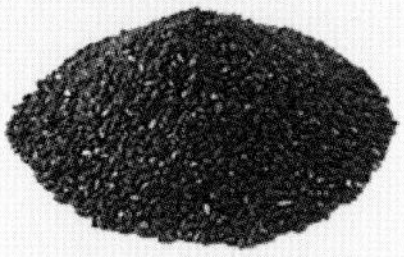

黒ごま
「血」を補い潤す。若白髪や髪のパサつきを滋養する。

recipe 3　ツボ

百会（ひゃくえ）

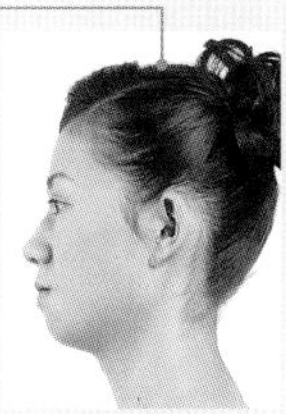

全身の機能バランスを整え 自律神経を調整する

[探し方] 頭頂部のほぼ中央、両耳の上端を結ぶ線と眉間の中央から延ばした線が交わる点。

[押し方]両手の中指を重ねてツボにあて、まっすぐ下に気持ちいいと感じるくらいの強さで押す。1回6～10秒、10回刺激する。

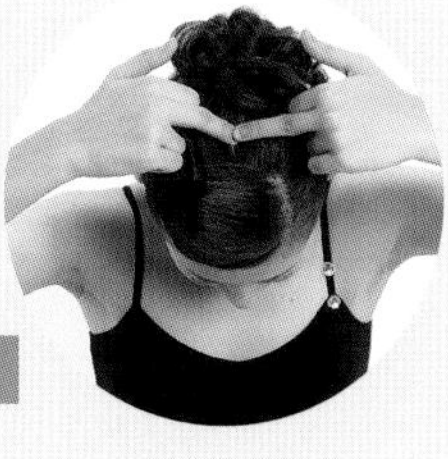

寝る前　いつでも

正営（しょうえい）

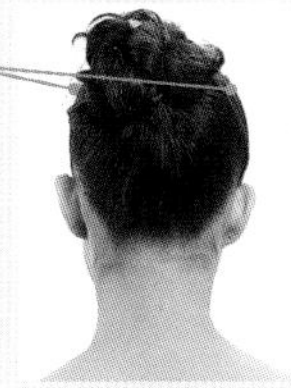

頭をスッキリさせ 脳の働きを高めるツボ

[探し方]「百会」と耳を結ぶ線上、百会から1/3下がったところ。

[押し方]両手の中指をツボにあて、下に向かって気持ちいいと感じるくらいの強さで押す。1回6～10秒、10回刺激する。

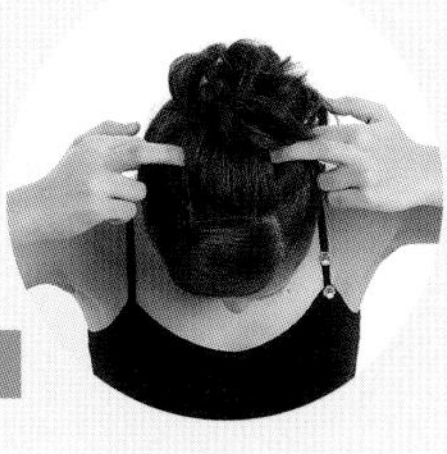

寝る前　いつでも

爪のトラブル

日ごろの爪の状態で「血」の不足や健康状態をチェック。

気虚　気滞　血虚　瘀血　水滞

漢方的な考え方では

「爪は健康のバロメーター」といわれています。「血」が不足すると爪がもろくなり、割れやすくなります。また、五臓の「肝」とのつながりが深いので、爪に縦に線が入ったり、二枚爪になったりするときは「肝」のトラブルに気をつけましょう。ストレスや疲労がたまると、症状が悪化することがあります。日ごろから爪の状態をチェックしておくとよいでしょう。

ライフスタイルの改善点

血虚

くこの実や松の実、ライチ、ひじきや昆布、黒きくらげなど「血」を補うものをとりましょう。規則正しい生活を心がけ、睡眠をしっかりとって疲れを残さないようにしましょう。

おすすめ漢方薬

十全大補湯（じゅうぜんたいほとう）／**当帰芍薬散**（とうきしゃくやくさん）

---

recipe 1　マッサージ

マンダリンの精油で

指と爪のマッサージで「血」を届ける

血行を促す柑橘系、マンダリンの精油をマッサージオイルに加えます。お風呂上がりなどに、指と爪にしっかりと塗り込み、マッサージをしましょう。くり返しマッサージすることで、あかぎれやささくれ、ひび割れも改善されます。

柑橘系の香り

「気」を巡らせ、「肝」の働きを高める柑橘系の香り。血行も促す。

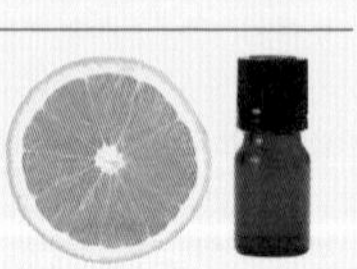

---

recipe 2　ツボ

血海（けっかい）

「血」の流れを調整する重要なツボ

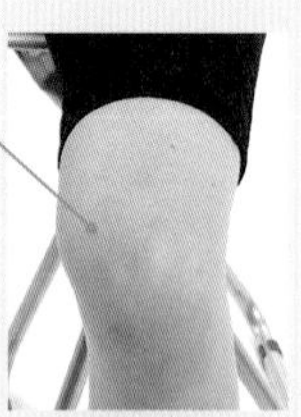

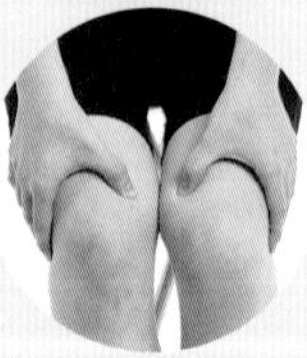

[探し方] まっすぐ立って膝に力を入れたときに膝の内側にできるくぼみ。膝のお皿から指幅3本分上。

[押し方] 両手の親指をツボにあて、足をほぐすように指を前後左右に動かしながら押す。1回10秒、10回刺激する。

寝る前　いつでも

Column 02

男女の違いとライフケア

漢方では男性は８年、女性は７年周期で一生の体調変化をとらえています。
それぞれ節目の年齢で、体調の変化がみられるため、
心や体のありようを見直すきっかけにしましょう。

男性のライフステージ

男性の一生は「気」の影響が大きいと考えます。男性は女性に比べて体を動かすことが多く、エネルギーである「気」が必要だからです。ライフケアの基本は、五臓の「脾」「腎」を養うこと。「気」の補充には消化吸収を担う「脾」の働きが必要です。また加齢とともに働きが低下する「腎」は男女、年齢問わずケアしましょう。

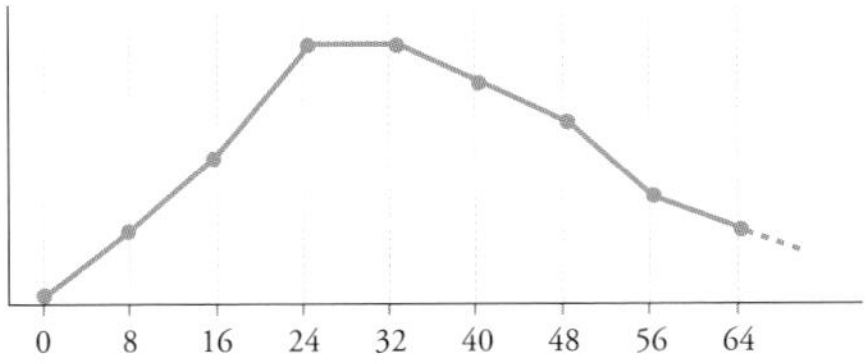

8歳	歯がはえ揃う
16歳	思春期、生殖能力が備わる
24歳	身長が伸びきり男性らしさが増す
32歳	身体機能、生殖機能のピーク
40歳	抜け毛がはじまり歯も衰えはじめる
48歳	白髪が多くなり排尿時に衰えを感じる
56歳	足腰が弱くなる
64歳	ゆるやかに老化する

女性のライフステージ

女性の一生は「血」の影響が大きいと考えます。女性にしかない月経は、「血」が充実し巡ることで正常に保たれるからです。ライフケアの基本は、五臓の「肝」「腎」を養うこと。「肝」は「血」の貯蔵と「気」の巡りに関わるので、のびやかに過ごすことが大切です。冷えは「気」「血」を滞らせるので、特に下半身は冷やさないようにしましょう。

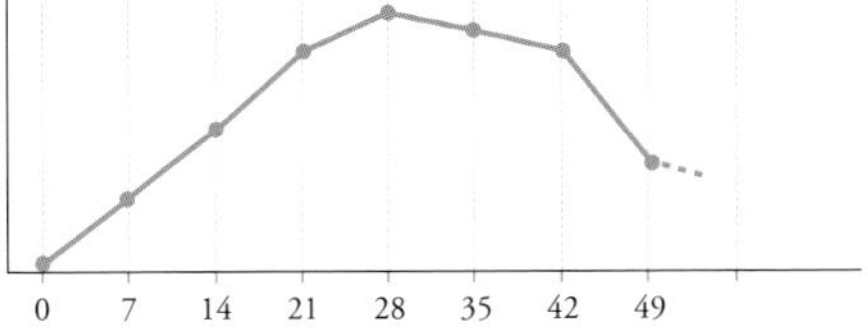

7歳	歯がはえ揃う
14歳	初潮を迎える
21歳	身長が伸びきり女性らしさが増す
28歳	身体機能、生殖機能のピーク
35歳	肌や髪が衰えはじめる
42歳	白髪が気になりはじめ不定愁訴が出やすい
49歳	閉経が近づく
閉経以降	ゆるやかに老化する

心《こころ》のトラブル

イライラ・怒りっぽい 56

やる気が出ない・憂鬱 58

不安感 60

緊張しやすい 62

くよくよ悩む 63

おどおど・ビクビク 64

眠れない 66

いつでも眠い 68

物忘れ・記憶力の低下 69

リラックスと癒し

漢方では、「気」が滞ると、情緒のバランスが乱れて不安定になりやすく、イライラして怒りやすくなる、うつうつとしてため息をつくことがあると考えます。また、「血」が不足すると、精神的なバランスが乱れて落ち込んだり、眠れず不安になりがちです。顔色が悪く、思考力や集中力が弱くなることもあります。イライラしてすっきりしないときには、「気」を巡らせるペパーミントやカモミール、不安で落ち着かないときには、過敏な神経や不安な気分をほぐすラベンダーやローズマリーなどの香りを利用することで、心のトラブルをやわらげましょう。

ナツメ（大棗/なつめ）

「気」「血」を補い五臓の「心」を養い
穏やかな気持ちに

薬膳料理では必ずといっていいほど用いられるナツメは、ほんのりと甘い果実です。「気」「血」を補い、五臓の「心」を養うため、気持ちが落ち込んだり、イライラしたりする心身の疲れをとり除き、不眠を改善します。また、五臓の「脾」の働きを整えるので、胃腸の状態もよくなり、体力と気力をとり戻すことができるでしょう。

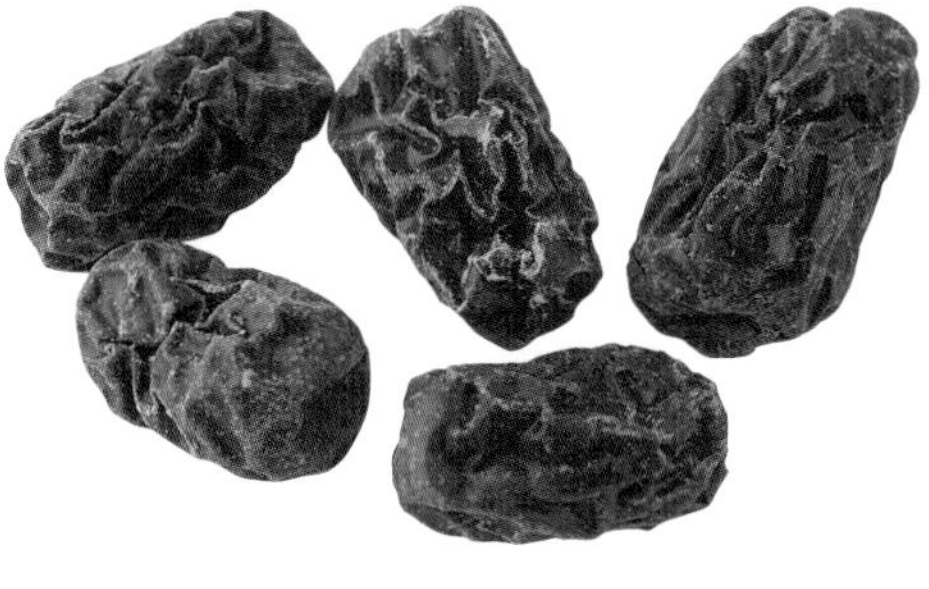

イライラ・怒りっぽい

「気」の巡りが悪い状態が長引くと「血」が滞り、肩こりや頭痛の原因にも。

気虚　**気滞**　血虚　瘀血　水滞

こんな症状が気になる

イライラしやすく、すぐにカッとなるなど感情的になりがち。喉や胸がつまった感じがしたり、頭痛が起こることも。目が血走って充血したり、手足は冷たく頭が熱い冷えのぼせにもなりやすいです。

漢方的な考え方では

イライラは、ストレスなどの影響から五臓の「肝」の働きに不調が生じ、「気」が滞っている状態です。「肝」は怒りの感情と関係があるので、イライラが長引くと、怒りを引き起こします。また、「気」の滞りによって「血」の流れが悪くなると、肩こりや頭痛を引き起こすことがあります。長引く前に、気持ちをリフレッシュして、「気」を巡らせることが大切です。

ライフスタイルの改善点

イライラの解消には、自分なりのリフレッシュ法をもちましょう。近所を散歩する、緑の多い場所へ出かける、好きな音楽を聴いてくつろぐ、映画鑑賞で気分を変えるなどもいいでしょう。好きな香りの入浴剤を使った足湯にチャレンジなどもおすすめです。

精神を落ち着かせるゆりねやなつめのほか、香味野菜など「肝」の働きを助ける食材をとり入れましょう。

気滞

「気」の巡りをよくするペパーミントなどの香りがおすすめ。精油をハンカチなどにしみ込ませておいて、イラッとしたら香りをかいで気分を整えるとよいでしょう。

おすすめ漢方薬

柴胡加竜骨牡蠣湯（さいこかりゅうこつぼれいとう）
頭痛や便秘をしやすく、夢を多く見て熟睡できないなどの人に。

加味逍遙散（かみしょうようさん）
顔がほてりやすい、眠れない、疲れやすいなどの人に。

recipe 1 芳香

カモミールとラベンダーの精油

滞った「気」を巡らせ
興奮を鎮める

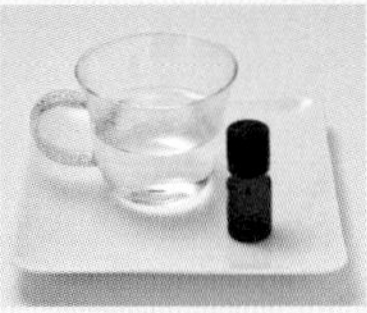

マグカップに熱いお湯を入れ、精油を2〜3滴落とし、鼻から吸って口から吐くように大きく深呼吸をしましょう。「気」が巡ります。
鎮静作用があるカモミールや感情のバランスを整えるラベンダーの香りがおすすめ。

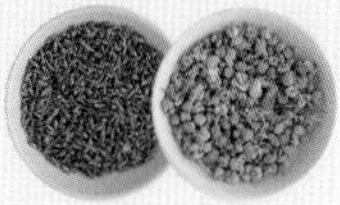

ハーブティーでもOK
手軽なハーブティー、初夏の新鮮な花。それぞれのよさを楽しんで。

recipe 2 薬膳

ゆりねとはすの実のお粥

精神を安定させ
お腹にもやさしい

軽く洗った米1合にはすの実10粒を加えて、お粥を炊きます。仕上げに乾燥ゆりねを水で戻してやわらかくしたもの20gを加えます。お粥にするとお腹にもやさしいので、心身が疲れているときにおすすめです。

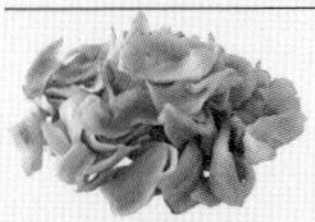

ゆりね
イライラを鎮めて、精神を安定させる。不眠によい。

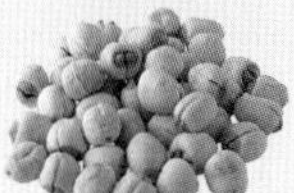

はすの実
精神を安定させる。イライラや不眠、胃腸の不調にもよい。

recipe 3 ツボ

内関(ないかん)

精神的ストレスによる
食欲不振などに

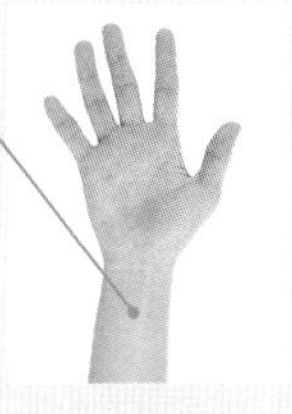

[探し方] 手のひらを上にして、手首の横じわの中央から指幅3本分ひじ寄り。

[押し方] もう一方の手の親指をツボにあて、やや強めに押す。1回8〜10秒、左右10回ずつ刺激する。

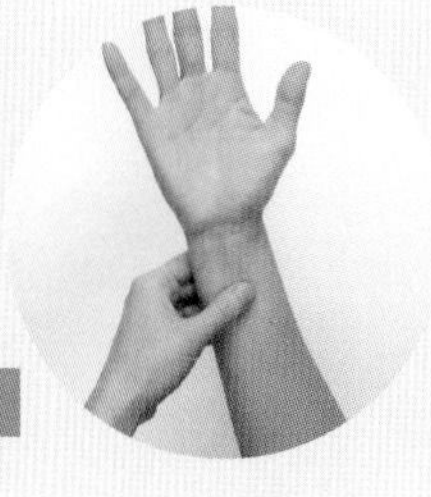

寝る前 いつでも

労宮(ろうきゅう)

ストレスをやわらげ
上半身の血行をよくする

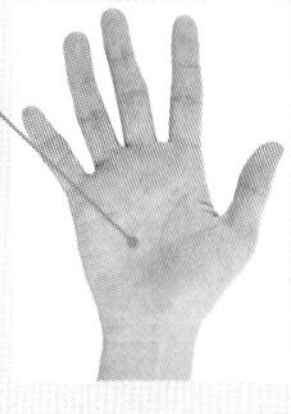

[探し方] 拳を握ったとき中指と薬指の先が手のひらにあたるあたり、手のひらの中央。

[押し方] 息を吐きながら反対の手の親指で、ツボをゆっくり、しっかりと押す。1回10秒、両手10回ずつ刺激する。

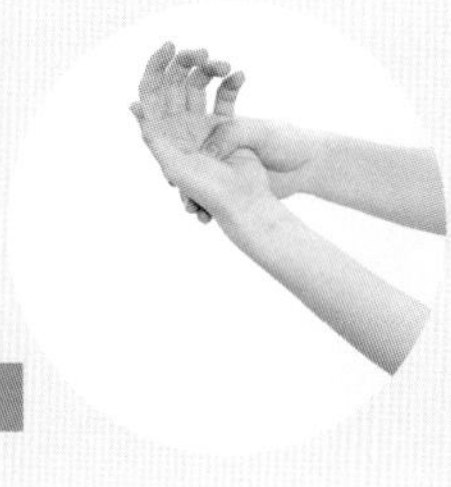

寝る前 いつでも

やる気が出ない・憂鬱

やる気が出ないのは「気」の不足。胃腸を丈夫にして栄養補給することが大切です。

気虚　気滞　血虚　瘀血　水滞

こんな症状が気になる

心身ともに重く、なんとなくやる気が出ない。また、大きな仕事などをやり遂げた後に燃え尽きた感じから抜け出せない、落ち込んだ気分が晴れないなど、心身のバランスが悪い状態が続くと、なかなか前向きになれません。

漢方的な考え方では

やる気が出ないのは、生命エネルギーである「気」の不足が原因のひとつ。さらに、過労やストレスで「気」の滞りが加わることで、憂鬱な気持ちが生じます。「気」は食べ物から補うことができるので、まずは胃腸を元気にすることが大切です。五臓の「脾」の働きを高め、しっかりと栄養を補給して、気力と体力を回復させましょう。憂鬱でやる気が出ないとき、無理に気分を変えようとしても難しいことがあります。場所を移動することがきっかけになることもあるので、試してみましょう。

ライフスタイルの改善点

「気」は朝作られるので、早寝早起きが大切です。朝食をきちんととり、基礎代謝を高めます。体を温めるものを意識的にとるようにして、体温を上げましょう。

憂鬱なときはうつむきがちで、呼吸が浅くなっていることがあります。わざと胸を張って深い呼吸を心がけましょう。

気虚

やまいもやキャベツ、ブロッコリーは、胃腸の調子を整え、「気」を補う食材です。

気滞

「気」の滞りを解消するために、カモミールやレモンを加えた紅茶など、香りを利用して気分をリフレッシュしましょう。

おすすめ漢方薬

半夏厚朴湯（はんげこうぼくとう）
気分がふさぐ、喉に違和感があるなど、「気」の滞りがある人に。

十全大補湯（じゅうぜんたいほとう）
体力虚弱で、食欲不振、貧血、手足の冷えが気になる人に。

recipe 1 芳香

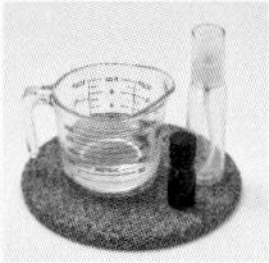

「気」を巡らせるルームスプレー

さわやかな香りで気分転換

「気」の巡りをよくするペパーミント、レモンの精油を2滴ずつ精製水100mℓと混ぜ、ルームスプレーを作ります。モヤモヤした頭の中をすっきりさせましょう。

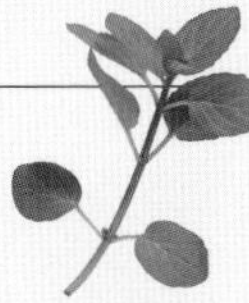

ペパーミント
うつ症状を改善し、心をリフレッシュさせる。

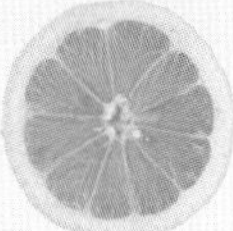

レモン
滞った「気」の巡りをよくし、胃腸のつかえを解消する。

recipe 2 薬膳

くこの実入りやまいもレシピ

胃腸の働きを高めて「気」を補う

滋養強壮、元気を養う組み合わせです。くこの実はお酒に浸けて戻しておきます。やまいもの炒め物やスープ、山かけごはんなどの料理に、くこの実を加えてみましょう。

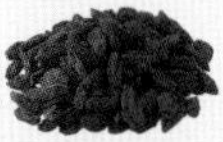

くこの実
「気」「血」を補う。滋養強壮に。

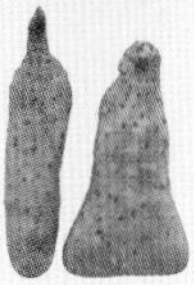

やまいも
「気」を補う。体に力が戻り、元気が出るので、養生に適した食材。

recipe 3 ツボ

足三里（あしさんり）

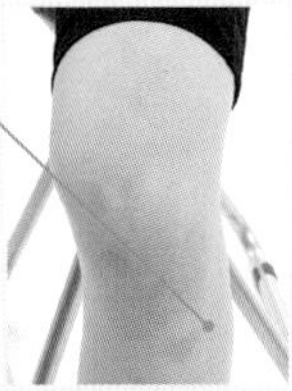

内臓全般の不調改善に胃腸の働きを整える

[探し方] 足の外側、膝の下のくぼみから指幅4本分下。

[押し方] 親指をツボにあて、多少痛みを感じる程度の強さで押しもむ。1回6秒、両足10回刺激する。

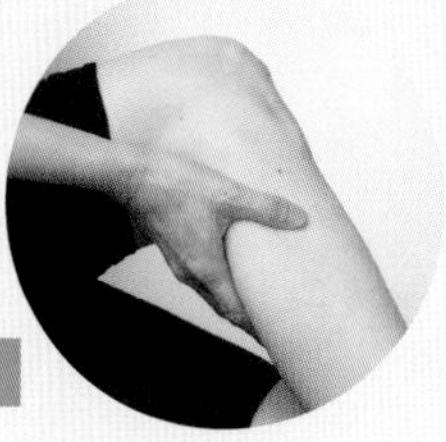

夕食１時間後

寝る前　いつでも

三陰交（さんいんこう）

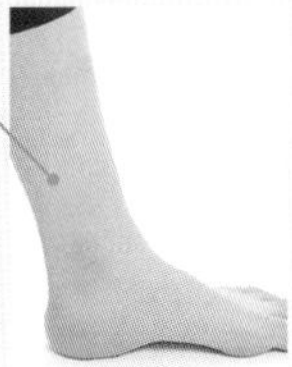

「肝」「脾」「腎」の経絡が交わる大切なツボ

[探し方] 内くるぶしの上から指幅4本分上がった骨の後ろ側。

[押し方] 親指をツボにあて、すねの骨に向かって強めに押す。1回6秒、両足10回刺激する。

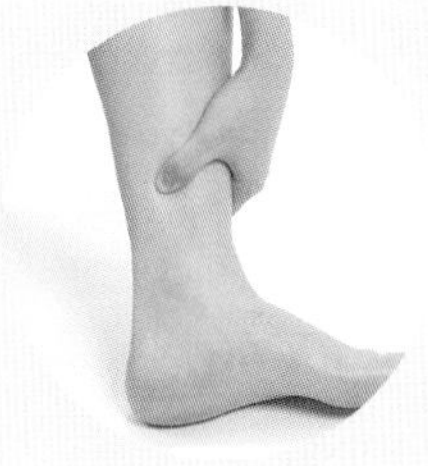

寝る前

不安感

「気」「血」の不足から不安を招く。目を閉じて、深い呼吸を心がけて。

気虚　気滞　血虚　瘀血　水滞

❖こんな症状が気になる

ふわふわ、そわそわして、不安を感じる。朝起きられないなど、つらい気分が長引くと、さまざまな体の不調を感じます。環境の変化や真面目で几帳面な性格の人に起こりやすいのが特徴です。

❖漢方的な考え方では

なんとなく不安で眠れない、気持ちが高ぶっていて落ち着かない。精神活動の源である「血」が不足すると、不安な気持ちが起こりやすくなります。また、消化吸収を担う五臓の「脾」の働きが弱く、「気」「血」を補充できないと長引きます。生活習慣を見直し、食生活を正して栄養をとるように心がけましょう。目や耳から入る情報が多すぎて不安感が募ることもあります。静かな場所で目をつぶり、深くゆったりとした呼吸をすることも大切です。

ライフスタイルの改善点

心配ごとを抱え込まずに大丈夫だと安心するためには、「気」「血」を補うことが必要です。また、不安でそわそわする場合は、ゆったりとした音楽で気持ちを落ち着かせるとよいでしょう。

気虚　胃腸の不調や食事の乱れがあると「気」が不足しがち。食生活を整え、胃腸を冷やさないように。

血虚　夜更かしや目を酷使すると、「血」を消耗します。まずは早寝早起きを心がけるとよいでしょう。

おすすめ漢方薬

桂枝加竜骨牡蠣湯（けいしかりゅうこつぼれいとう）
疲れやすく神経過敏で、眠れない、不安に。

帰脾湯（きひとう）
心配ごとが多く、精神不安があり、眠れないなどに。

recipe 1　バス

ローズマリーのハンドバス

香りで「気」が巡る
深呼吸をして行う

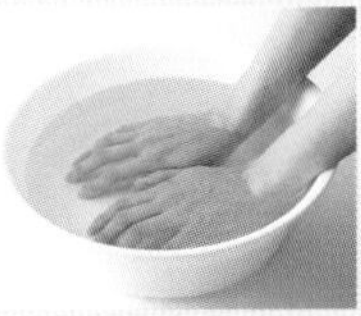

ローズマリーの精油、またはハーブティーを使って香りを楽しみましょう。
①洗面器に熱めのお湯を入れ、ローズマリーの精油を1～2滴落とし、手を温める。
②2～3分が目安。香りを吸い込みながら、お湯の中で手の指をマッサージするとさらによい。

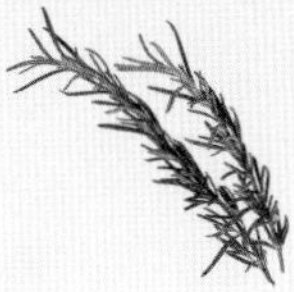

ローズマリー
さわやかな香りが頭部の血流を活性化し、不安をやわらげる。

recipe 2　薬膳

くこの実酒

心と体の疲れを癒し
肌の老化を防ぐ

エイジングケアにも有効なくこの実を使った薬膳酒。くこの実本来のほんのりとした甘味があります。そのまま飲んでも、料理酒として使用してもよいでしょう。
①くこの実60gと皮をむいてスライスしたレモン1個分を密閉瓶に入れて、ホワイトリカー720㎖を静かに注ぐ。
②2か月以上冷暗所で熟成させた後、ろ過する。

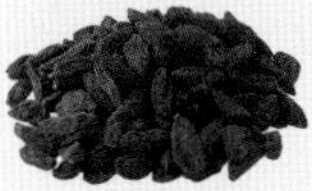

くこの実
「気」「血」を補う。「肝」と「腎」の働きを高めるので、疲れ目や足腰の衰え、肌の老化にもよい。

recipe 3　ツボ

神門（しんもん）

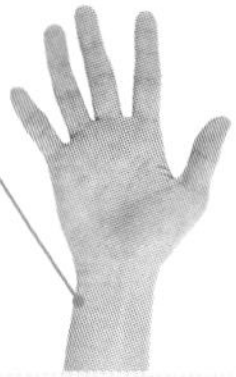

大脳の興奮を抑制して
精神を安定させるツボ

[探し方] 手首の小じわの小指より、小さな丸い骨の真下にある、小さなくぼみ。

[押し方] もう一方の手の親指をツボにあて、押しもむ。小さなツボなので、ボールペンなどを使って刺激するとよい。1回6秒、両腕10回ずつ刺激する。

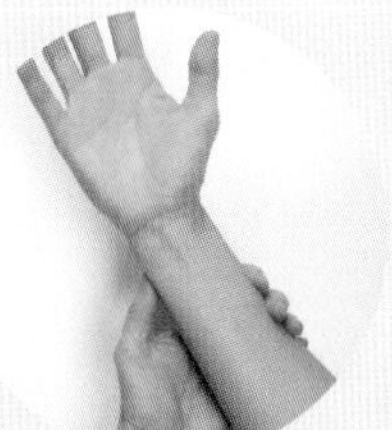

寝る前　いつでも

内関（ないかん）

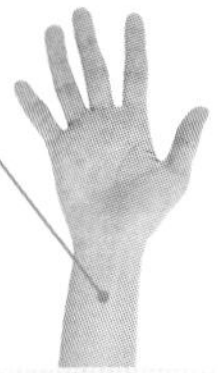

精神的ストレスから
くるトラブルに

[探し方] 手のひらを上にして、手首の横じわの中央から指幅3本分ひじ寄り。

[押し方] もう一方の手の親指をツボにあて、やや強めに押す。1回8～10秒、両腕10回ずつ刺激する。

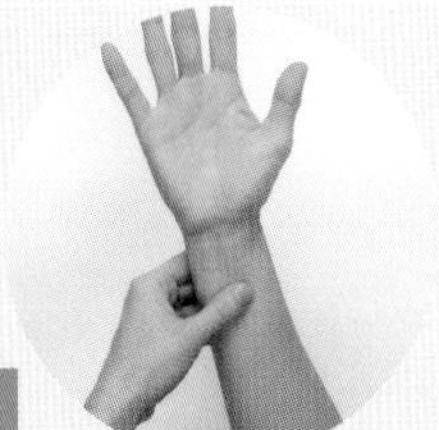

寝る前　いつでも

緊張しやすい

ストレスにより神経が張りつめています。歯の噛み締めも「気」の滞りが原因です。

気虚　気滞　血虚　瘀血　水滞

漢方的な考え方では

緊張はイライラと同様に、「気」の滞りが原因です。環境の変化や人間関係などによるストレスの影響が大きく、体がこわばる、筋肉がひきつる、神経が張りつめる、さらに強いストレスにより、胸や脇腹などが張って重苦しさを感じます。気づかないうちに歯を噛み締めている、睡眠時に食いしばっているなども症状のひとつです。

ライフスタイルの改善点

気滞

「気」を巡らせて、早めの養生を心がけましょう。「気」をゆるめるために、腹式呼吸のひとつ・活性呼吸法がおすすめ。マグカップやオイルウォーマーなどを使ってペパーミントの香りでリラックスするのもよいでしょう。両手を上に上げて、脇腹を伸ばすなど軽いストレッチも有効です。

おすすめ漢方薬

抑肝散加陳皮半夏（よくかんさんかちんぴはんげ）／**柴胡加竜骨牡蠣湯**（さいこかりゅうこつぼれいとう）

recipe 1　呼吸法

活性呼吸法

自律神経の働きを調整しストレス解消

気虚、気滞タイプの人におすすめ。意識的に呼吸を行うことで、心身がリラックスします。

①口からゆっくり息を吐きながら、下腹を最大限へこませる。
②息を吐き切ったら、鼻から大きくゆっくり息を吸い込み、下腹を最大限膨らませる。
③これらを交互にくり返す。1分間に1セット、5回以上行うとよい。

recipe 2　ツボ

労宮（ろうきゅう）

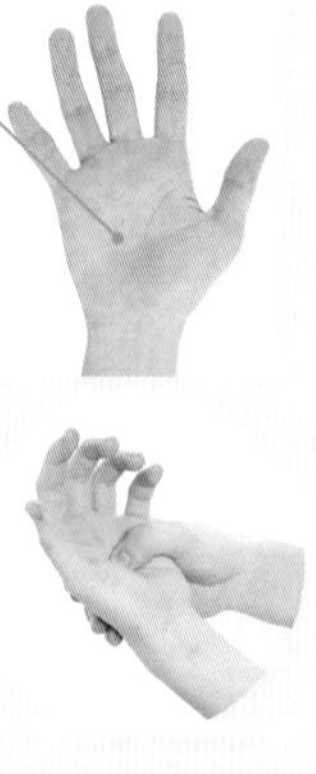

ストレスをやわらげ
上半身の血行をよくする

[探し方] 拳を握ったとき中指と薬指の先が手のひらにあたるあたり、手のひら中央部分。

[押し方] 息を吐きながら反対の手の親指で、ツボをゆっくり、しっかりと押す。1回10秒、両手10回ずつ刺激する。

寝る前　いつでも

土

くよくよ悩む

思い悩むと「脾」の働きが低下し「脾」が弱るとくよくよ悩みやすい。

気虚　気滞　血虚　瘀血　水滞

❖漢方的な考え方では

思い悩み続けると、五臓の「脾」の働きが低下して、食欲がわかない、消化がうまくいかないなどの胃腸のトラブルを引き起こします。また、胃腸の調子が悪く、食欲がないなど「脾」が弱っているときは、くよくよ悩みやすいことがあります。「脾」は食べた物を栄養に変え、「気・血・水」を作る働きがある重要なところ。まずはゆっくりと噛んで食べることが大切です。

ライフスタイルの改善点

気虚

「脾」の働きが低下すると、味覚がわかりにくくなったり、おいしく感じられず食欲がわかなくなることがあります。また、甘いものを欲しがるようになりますが、かぼちゃや、くり、はちみつなど自然の甘味をとり入れるようにして、「脾」の働きを高めましょう。軽めの運動で気分転換もよいでしょう。

おすすめ漢方薬

帰脾湯（きひとう）／**六君子湯**（りっくんしとう）

recipe 1　芳香

サンダルウッドの精油

甘くエキゾチックな香りが
思い悩む心をほどく

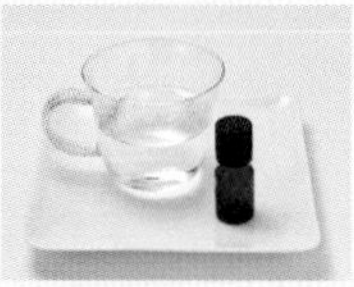

寺院などで用いられるこの香りは、心を穏やかに瞑想へと導き、ヨガを行うときなどに有効です。お湯を入れたマグカップに精油を1滴落としたり、ハンカチに落として香りを楽しみましょう。

サンダルウッド
五臓の「脾」の働きを高めて、胃腸を温める。

recipe 2　ツボ

神門（しんもん）

「心」の働きを高めて
心身の過労を緩和

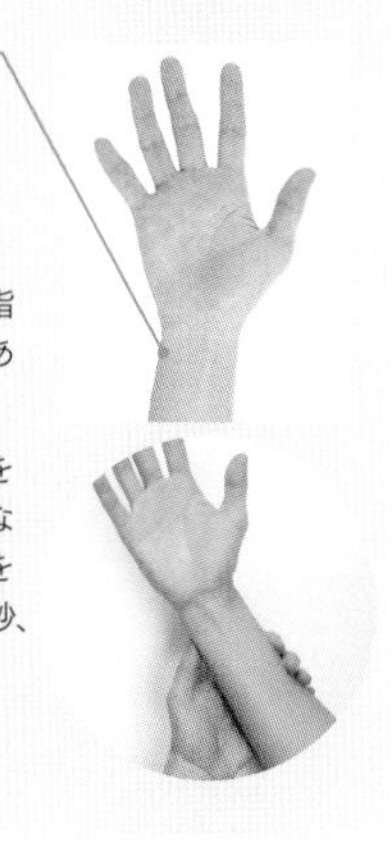

[探し方] 手首の小じわの小指より、小さな丸い骨の真下にある、小さなくぼみ。

[押し方] もう一方の手の親指をツボにあて、押しもむ。小さなツボなので、ボールペンなどを使って刺激するとよい。1回6秒、両手10回ずつ刺激する。

寝る前　いつでも

おどおど・ビクビク

驚くと「気」が乱れ 恐がりすぎると「気」が下がります。

気虚　気滞　血虚　瘀血　水滞

こんな症状が気になる

日ごろから些細なことに、驚いたり恐がったりしてしまう。また、気が小さく、思い切ったことがしたいのにできない。考えがまとまらず、他人の意見にビクビクしてしまうなど、恐れや驚きが心身のバランスを乱します。

漢方的な考え方では

加齢などにより五臓の「腎」の働きが低下すると、驚きやすく、恐れを感じやすくなります。恐怖で立ちすくみ、失禁するなど体の動きが鈍ります。急に驚かされると五臓の「心」にも影響し、動悸を引き起こしたり、眠れないなどの症状があらわれます。体を温めて横になるなど「腎」の負担を減らし、偏食などをせず「気」「血」を補い、ゆったりと過ごすことが大切です。

ライフスタイルの改善点

不規則な生活を正して、体を冷やさないようにします。くるみ、はすの実など「気」を補い、「腎」の働きを高める食材をとり入れましょう。

気虚

「気」が不足している状態です。すべてに完璧を求めず、根をつめすぎないようにします。はすの実とゆりねのお粥など温かい朝食をとって、朝から「気」を補いましょう。

おすすめ漢方薬

八味地黄丸（はちみじおうがん）

疲れやすく、手足が冷えやすい、頻尿や残尿感、むくみがある人に。

桂枝加竜骨牡蠣湯（けいしかりゅうこつぼれいとう）

不安を感じて眠れない、緊張しやすい人に。

recipe 1　バス

ゼラニウムの精油でアロマバス

バラのような甘い香りが 心に元気を与えるアロマバス

「気」を補い、「腎」の働きを高めるゼラニウム。バスソルトに数滴加えてみましょう。ぬるめのお湯にゆっくりと浸かることで、おどおどしてしまう疲れた心を温め、バラのような香りが気分を癒します。

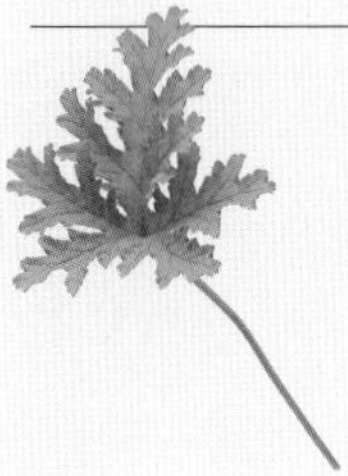

ゼラニウム
甘い香りで不安をとり除き、心身のバランスを整える。

recipe 2　薬膳

シナモン紅茶

心身の冷えをとり 明るく前向きな気持ちに

シナモンと紅茶。どちらも体を温めます。シナモンのスパイシーな香りが、晴れやかな気分に。シナモン(粉3g、スティック1本)を紅茶に加えて朝食のときに飲みましょう。

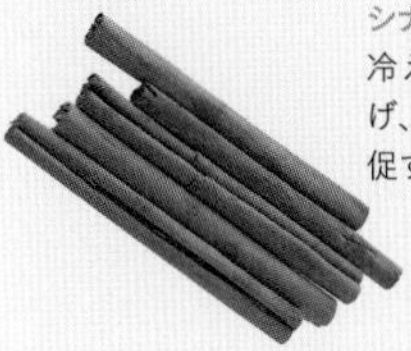

シナモン
冷えからくる痛みをやわらげ、胃腸を温めて、消化を促す。

recipe 3　ツボ

百会（ひゃくえ）

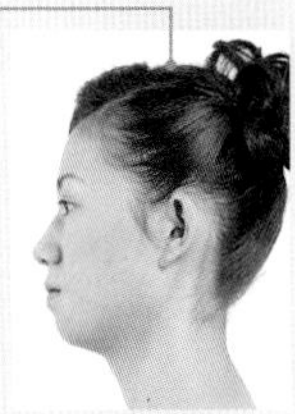

全身のバランスを整え 「気」の流れをよくする

[探し方] 頭頂部のほぼ中央、両耳の上端を結ぶ線と眉間の中央から延ばした線が交わる点。

[押し方]両手の中指を重ねてツボにあて、まっすぐ下に気持ちいいと感じるくらいの強さで押す。1回6～10秒、10回刺激する。

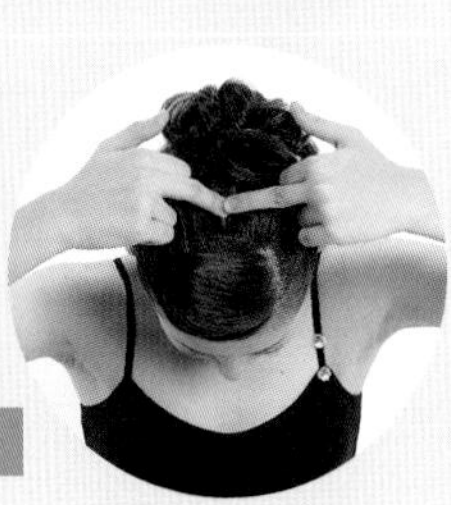

寝る前　いつでも

三陰交（さんいんこう）

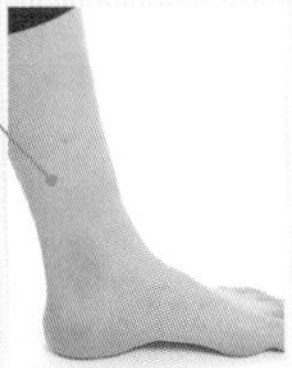

「肝」「脾」「腎」の経絡が 交わる大切なツボ

[探し方] 内くるぶしの上から指幅4本分上がった骨の後ろ側。

[押し方]親指をツボにあて、すねの骨に向かって強めに押す。1回6秒、両足10回刺激する。

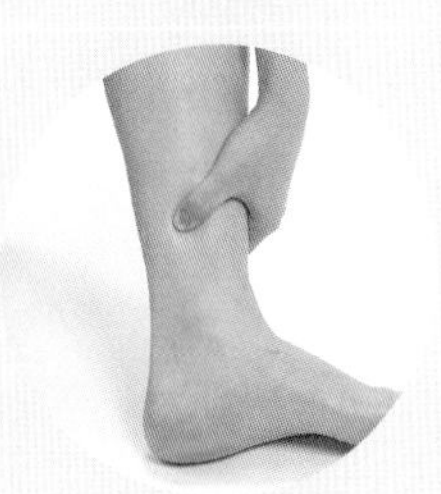

寝る前

眠れない

「気」「血」を補い、「気」を巡らせて眠りのための力を養いましょう。

気虚　気滞　血虚　瘀血　水滞

❖こんな症状が気になる

不眠には、なかなか眠れない、眠れるがすぐに目が覚めてしまう、眠れる日や眠れない日があり一定ではない、まったく眠れないなどのさまざまな症状があります。睡眠に満足感が得られないと疲労倦怠感と憂鬱を生じます。

❖漢方的な考え方では

漢方では、睡眠には「気」「血」の充実と、「気」の巡りが必要だと考えます。「気」「血」が不足すると、眠いのに眠れない、疲れているのに眠れない、夢ばかりを見てしまい、熟睡できないなどの症状が起こります。さらに「気」が滞り上昇して「熱」がこもると、目が冴えて眠れず、イライラジリジリする不眠状態に。暑い夏になかなか寝つけないのも、夜になっても「熱」が冷ませていないことが原因です。イライラや夏の不眠には、気分を鎮める、食事で「熱」を冷ますなども有効な手段です。

ライフスタイルの改善点

「気」「血」を補い、巡らせて、心身の緊張をほぐしてあげましょう。

気虚 横になっているだけでも体力の回復になります。心身を安定させるはずの実、なつめを食べましょう。

気滞 寝る直前まで頭を使いすぎたり、仕事に集中しすぎるのも、「気」の滞りにつながるので避けましょう。

血虚 眠れないことを気にかけるのはやめましょう。くこの実や黒豆など、赤や黒の食材をとり入れてみましょう。

おすすめ漢方薬

柴胡加竜骨牡蠣湯（さいこかりゅうこつぼれいとう）
比較的体力のある人で、イライラするなど気滞タイプの人に。

酸棗仁湯（さんそうにんとう）
心身が疲れて、神経過敏になり動悸などがある人に。

帰脾湯（きひとう）
イライラやのぼせ感もあり、血色が悪く貧血傾向の人に。

recipe 1 バス

ラベンダーのアロマバス

精神的な不調を整える
さわやかな香り

目が冴えて眠れないときに、ラベンダーの精油2～3滴をそのまま湯船に落として、ぬるめのお湯でゆっくりと温まりましょう。ラベンダーは日焼けや傷など肌トラブルにも役立つ精油なので、直接お湯に入れることができます。

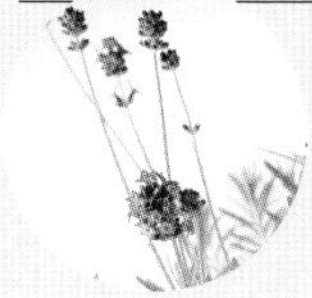

ラベンダー
さわやかな香りが乱れた心身のバランスを整える。

recipe 2 マッサージ

手のひら＆腕のマッサージ

自律神経との関わりが深い
手のひらをほぐす

手のひらから腕にかけてマッサージすると、次第に緊張がほぐれて、ぐっすりと眠れるようになります。ラベンダーの精油を加えたマッサージオイルを使うのもおすすめです。

①右手の親指を使って、左の手のひら全体をゆっくりもみほぐす。
②指を1本ずつ上下にマッサージする。
③腕の外側、内側の順に上下にもみほぐす。
④右の手のひらと腕も同様の方法で、ゆっくりマッサージする。

recipe 3 ツボ

神門(しんもん)

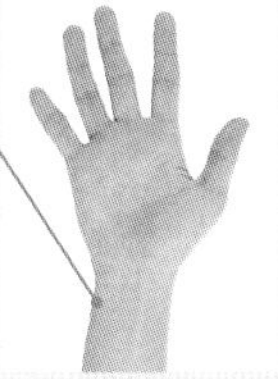

大脳の興奮を抑制して
精神を安定させるツボ

[探し方] 手首の小じわの小指より、小さな丸い骨の真下にある、小さなくぼみ。

[押し方] もう一方の手の親指をツボにあて、押しもむ。小さなツボなので、ボールペンなどを使って刺激するとよい。1回6秒、両手10回ずつ刺激する。

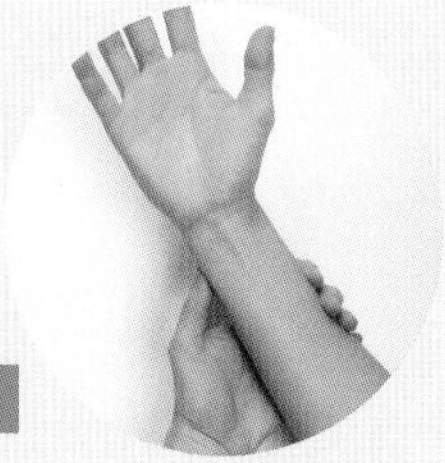

寝る前　いつでも

安眠(あんみん)

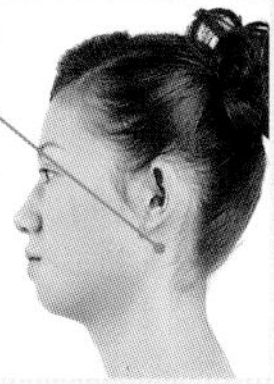

心身をリラックスさせ
自然に入眠を促す

[探し方] 耳の後ろ、下に向かって尖っている骨から指幅1本下。

[押し方] 両手の親指を左右両側のツボにあて、一緒に押しもむ。1回6秒、5回刺激する。

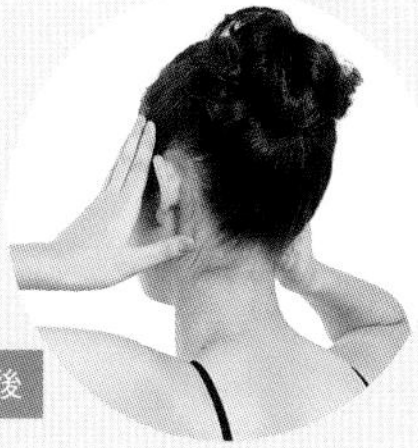

寝る前　夕食1時間後

いつでも眠い

エネルギーとなる「気」が不足している状態。「脾」の働きを高めることが大切です。

気虚　気滞　血虚　瘀血　水滞

❖漢方的な考え方では

夜きちんと睡眠がとれているのに眠い、朝眠くて起きられないなどの症状は、「気」の不足によって覚醒を維持できない状態です。また、食後のだるさや眠気は、五臓の「脾」の働きが弱く、「気」が足りないことが原因です。消化吸収を担う「脾」の機能を高めましょう。

ライフスタイルの改善点

気虚

「気」は食べた物から作られるので、「脾」の機能を補う、やまいもや、さつまいもなどのいも類、雑穀などの穀類、かぼちゃなどをとり入れましょう。過労は「気」を消耗させるので、眠いときは短時間でも体を横にする、目をつぶるなど適度に休息をとりましょう。

おすすめ漢方薬

十全大補湯（じゅうぜんたいほとう）／**六君子湯**（りっくんしとう）

recipe 1　芳香

ローズマリーの芳香浴

ローズマリーの香りで眠気を飛ばす

ローズマリーのアロマはすっきりと眠気を飛ばす香りです。精油をハンカチに落としたり、お湯の入ったマグカップに落としたりして、香りを楽しみましょう。同時に百会などのツボを押すのもおすすめです。

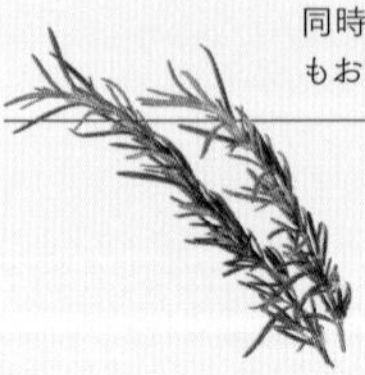

ローズマリー

「気」「血」が巡り、活性化する。

recipe 2　ツボ

百会（ひゃくえ）

体中の「気」の流れを調整する

[探し方] 頭頂部のほぼ中央、両耳の上端を結ぶ線と眉間の中央から延ばした線が交わる点。

[押し方] 両手の中指を重ねてツボにあて、まっすぐ下に気持ちいいと感じるくらいの強さで押す。1回6～10秒、10回刺激する。

寝る前　いつでも

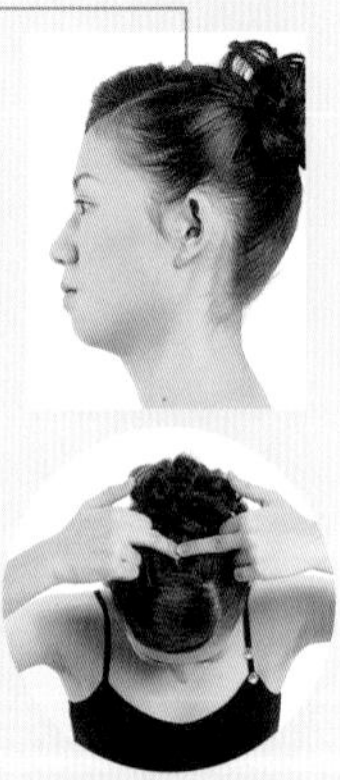

物忘れ・記憶力の低下

過労や夜更かしが続くと「血」が消耗して脳に栄養が届きません。

気虚　気滞　血虚　瘀血　水滞

漢方的な考え方では

加齢による影響で五臓の「腎」の機能が低下することも原因のひとつです。不規則な生活、過労や夜更かしが続くことにより「血」が消耗し、脳まで栄養が行き届かず、物忘れや記憶力の低下が引き起こされることもあります。生活スタイルを見直し、「血」を補うことが必要です。

ライフスタイルの改善点

血虚

年齢のせいにせず、規則正しい生活を心がけましょう。長時間のパソコンやスマホなど目の使いすぎも厳禁です。肉や魚、ドライフルーツ、赤色や黒い食材などをとり入れて、「血」を補うことが大切です。

おすすめ漢方薬

六味地黄丸（ろくみじおうがん）／**帰脾湯**（きひとう）

recipe 1　薬膳

黒い食材

老化予防対策として

漢方では、黒い食材は「腎」の働きを高めて、生命力の源になると考えられています。「腎」が衰えると、物忘れだけでなく、足腰が弱くなったり、髪や耳などの老化を感じます。エイジングケアとして、海藻類（わかめやひじき、のり、昆布）や黒ごま、黒豆、黒米、黒きくらげなどを日常的にとり入れましょう。

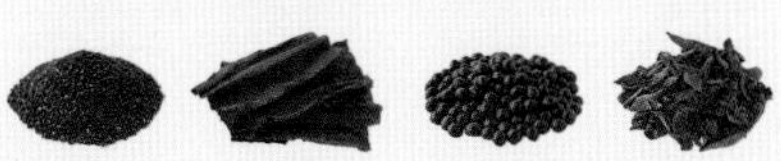

recipe 2　ツボ

四紳聡（ししんそう）

頭をスッキリさせ
脳の働きを高めるツボ

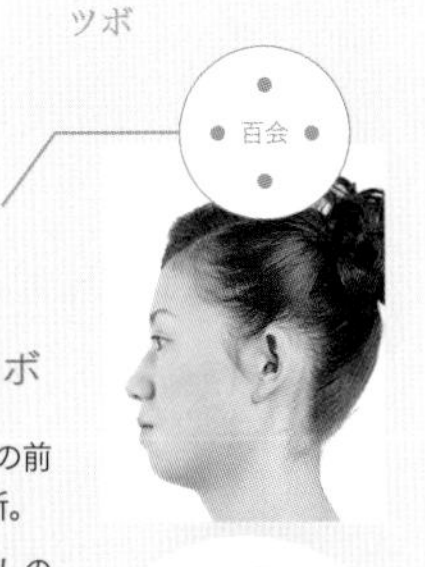

[探し方] 百会（68ページ）の前後左右指幅1本分外の4か所。

[押し方] 左手の中指と人差しの指先を頭頂部の左と後ろに、右手の指を前と右のツボにあて、両手一緒に刺激する。1回6～10秒、10回刺激する。

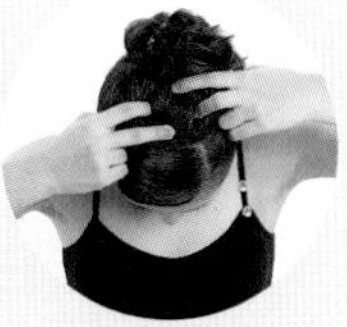

寝る前　いつでも

体のトラブル

肩こり……72
頭痛……74
腰痛……76
全身のむくみ……77
冷え症……78
便秘……80
下痢……82
尿トラブル……83
胃の不調・口臭……84
肥満……86
慢性疲労……89
貧血……90
月経痛・月経不順……92
PMS……94
更年期……95
めまい・ふらつき……96
疲れ目・かすみ目……97
かぜ……98
咳・痰……99
鼻水・鼻づまり……100
花粉症……101
足のつり……102

基本は「脾」を元気にすること

漢方では、体のトラブルは五臓の「肝・心・脾・肺・腎」と「気・血・水」のバランスが乱れることで起こると考えます。健康でいるためには、「気・血・水」が充実してスムーズに巡ることが大切です。「気・血・水」は消化吸収を担う「脾」が食べ物から作ります。「気」を補い「脾」を養う穀類、いも類など主食をよく噛んで食べるようにしましょう。また、マンダリンやサンダルウッドの香りは「気」を巡らせて胃腸を温め、フェンネルは消化を促します。

ニンジン（高麗人参）

しっかりと「気」を補い「脾」を養って胃腸を整える

疲れがたまって体力が落ちてきたなと思ったらニンジンを試してみましょう。薬膳（料理やお茶）、サプリメントなどに応用されています。ニンジンは、「気」を補う働きがあり滋養強壮、疲労回復に有効です。また、高熱などで汗をかきすぎたときにも、体の渇きを潤します。「脾」を元気にして胃腸の働きを整え、食欲をとり戻すことができます。

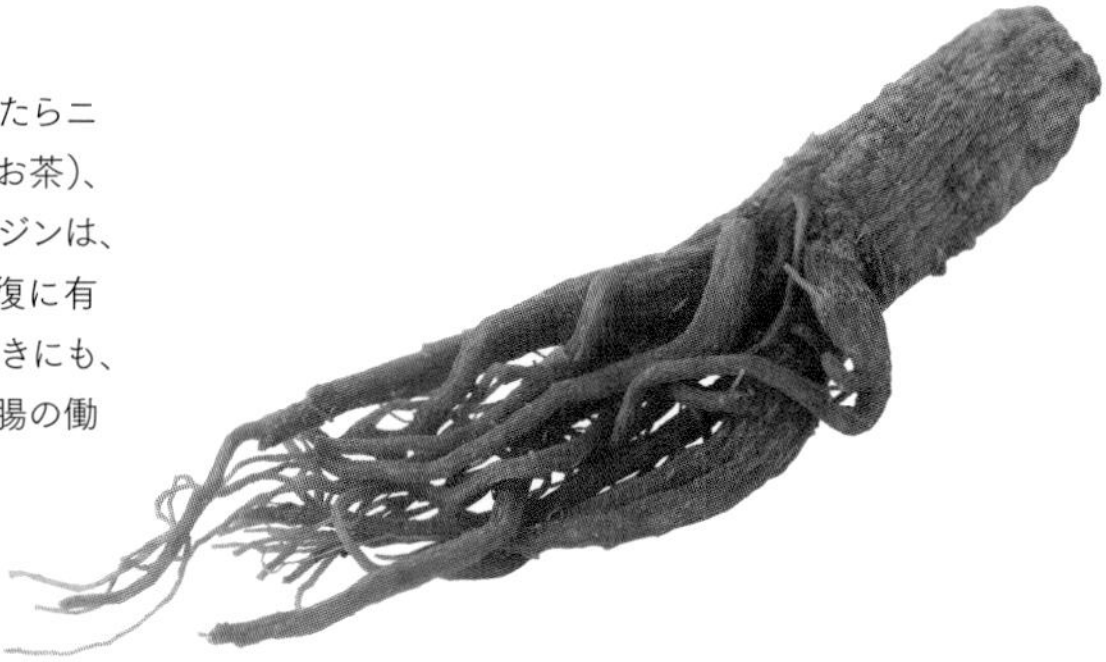

肩こり

服装や姿勢のクセ、運動不足など日常生活の見直しが改善のカギです。

気虚　気滞　血虚　瘀血　水滞

こんな症状が気になる

こりや痛みを引き起こす原因はさまざまですが、筋肉が緊張して部分的に血液の流れが悪い状態です。首筋にこわばりを感じたり、頭痛を伴う場合もあります。

漢方的な考え方では

ストレス、姿勢のクセ、運動不足、冷えなどによって「気・血・水」が滞ると、首筋から肩にかけての筋肉がこわばります。かぜのひきはじめは、邪気のひとつ「風邪(ふうじゃ)」が体表から侵入して、ゾクゾクとした寒気を伴って肩こりが起こります。エアコンの冷気が直接首や背中にあたって肩がこるのも、冷えて血行が悪くなったからです。後頭部から肩にかけてパンパンに張ったような痛みは「気」の滞り、肩や首がカチカチに硬く、押すと刺すような痛みが走るのは「血」の滞り、鈍いこりと重だるさを感じるのは「水」の滞りの影響です。

ライフスタイルの改善点

こまめに肩を回したり、軽いストレッチやツボ押しなどをとり入れましょう。体を冷やさない服装を心がけ、入浴などで体を温め、筋肉の緊張をやわらげるようにしましょう。

気滞　ストレスは厳禁。柑橘系の精油を使って温め&リラックスを。適度な気分転換が大切です。

瘀血　体を冷やさないようにしましょう。伸びをしたり肩を回すなど体を動かすように心がけましょう。

水滞　食生活を見直すとともに、適度な運動を心がけて水分代謝を改善しましょう。

おすすめ漢方薬

加味逍遙散(かみしょうようさん)
ストレスからくる肩こりに。

桂枝茯苓丸(けいしぶくりょうがん)
血行不良による肩こりに。

recipe 1 湿布

フェンネルの温湿布

甘くスパイシーな香りを
感じながらリフレッシュ

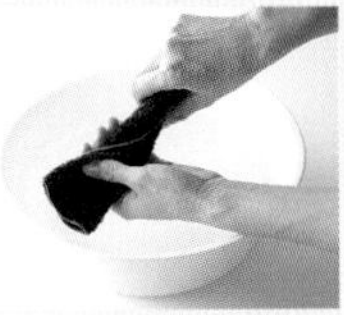

①鍋に水とフェンネルシードを入れて濃いめに煮出す。
②洗面器に移し、少し冷ます。
③火傷しないように気をつけてタオルを浸し、よく絞る。
④首や肩にあて、保温用のタオルをもう一枚上に重ねる。

フェンネル(ウイキョウ)
香りが「気」を巡らせ、温めて冷えをとり、こりをやわらげる。

recipe 2 運動

グーパー運動

こり固まった筋肉をほぐす
仕事や家事の合間に

一時的に血行を止めて、再び流すことで血流がよくなります。簡単にできるので、やってみましょう。

---

①左右どちらかの肩をギュッと力を入れて持ち上げ、手をグーにしてひじを曲げて体に引きつける。
②息を吐きながら一気に、ひじを伸ばして、肩を下ろし、手をパーにして脱力する。
③左右とも数回くり返す。

recipe 3 ツボ

肩井（けんせい）

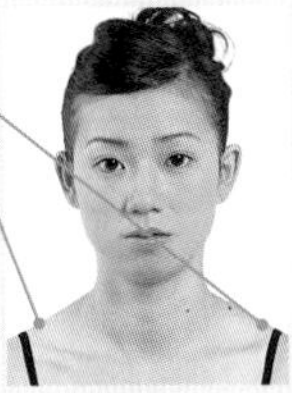

血液やリンパ液の巡りを改善
肩や首のこりや痛みに

[探し方] 首の後ろの付け根と肩先の真ん中あたり。

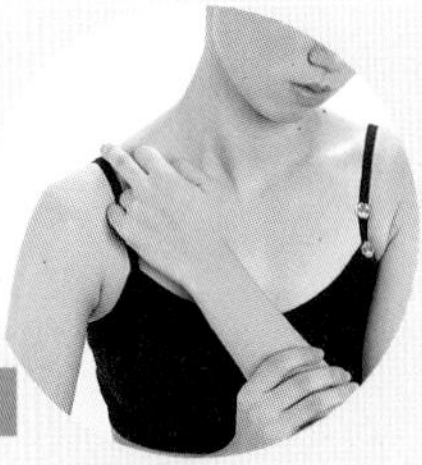

[押し方]反対側の手の中指をツボにあて、左右にもみほぐす。もう一方の手で手首を握り下に引っ張ると力を入れやすい。1回10秒、左右10回刺激する。

寝る前 | お風呂上がり

曲池（きょくち）

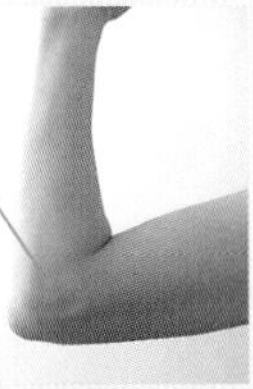

自律神経の調整
肩こりや目の疲れに

[探し方] ひじを曲げたときにできるくぼみの中央。

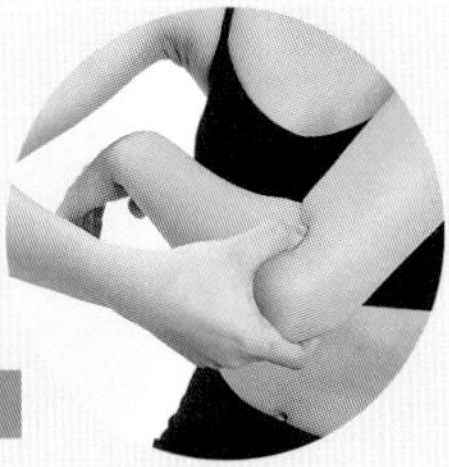

[押し方]もう一方の手でひじをつかむようにして、親指をツボにあて、ゆっくりと押しもむ。1回6秒、10回ずつ刺激する。

寝る前 | いつでも

頭痛

「気・血・水」が滞ると痛みを生じ
「気」「血」が足りなくても痛みを生じる。

気虚　気滞　血虚　瘀血　水滞

こんな症状が気になる

発作的に頭の片側、または両側が痛み、吐き気を伴う偏頭痛と、肩や首のこりから頭が締めつけられるように痛い緊張型頭痛などがあります。女性の場合は、特に月経前後に悩む人が多いです。また、肩こりや目の疲れが原因の場合も少なくありません。

漢方的な考え方では

「気・血・水」の流れが滞り、頭痛が起こります。ストレスから「気」が滞ると、頭のあちこちが痛む、または頭全体が張るように痛みます。「血」が滞ると肩こりや眼精疲労などを伴い、同じ場所がズキズキ、チクチクと刺すように痛みます。「水」が滞ると、吐き気を感じ、頭がずっしりと重く痛みます。疲れが出て、なんとなく頭が痛むのは、「気」「血」の消耗が考えられます。

ライフスタイルの改善点

過労や睡眠不足は「気・血・水」の流れを滞らせます。痛みがひどくなる前に、休養をとったり、肩こりや目の疲れを改善しましょう。

気虚　規則正しい生活と休息をとることを心がけましょう。

気滞　ストレスをためない、気分転換をすることが大切です。

血虚　赤や黒の食材をとり入れて「血」を補い、パソコンやスマホを使いすぎないように。

瘀血　適度にストレッチをとり入れて全身の「血」を巡らせましょう。

水滞　お茶やアルコール、フルーツなど水分のとりすぎに注意し、胃腸を冷やさないようにしましょう。

おすすめ漢方薬

抑肝散加陳皮半夏（よくかんさんかちんぴはんげ）
イライラ、疲れ、不眠、吐き気を伴うなどに。消化器が弱い人にも。

釣藤散（ちょうとうさん）
慢性的な頭痛、肩こり、めまいに。高血圧気味の人に。

十全大補湯（じゅうぜんたいほとう）
元気がなく、頭がふらつくなど、貧血気味の人に。

recipe 1 バス

ペパーミントのハンドバス

目の覚めるような清涼感と
鎮痛作用で頭痛をやわらげる

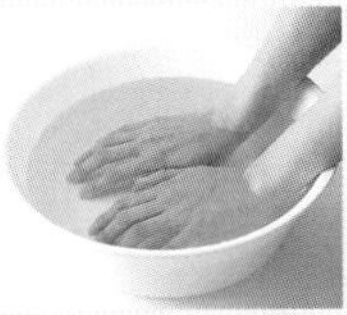

①洗面器に熱めのお湯を入れ、ペパーミントの精油を1～2滴落とし、手をゆっくり温める。
②湯気とともに立ち上る香りを吸い込みながら、温めるのがポイント。

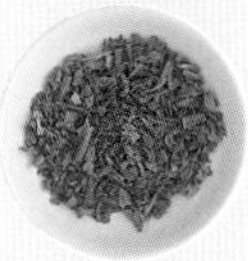

生薬を使う
ペパーミントは、漢方では「薄荷」と呼ばれる生薬。体の上部の熱を冷ますので、頭痛や肩こり、かぜにも効果的。500mℓに小さじ1を入れて煮出して使うとよい。

recipe 2 薬膳

菊花とくこの実の薬膳茶

頭痛の原因になる疲れ目や
イライラを改善する薬膳茶

ティーポットに菊花２～３ｇを入れ、300mℓの熱湯を注ぎます。煮出す場合は菊花5ｇに500mℓで。緑茶やプーアル茶とブレンドしたり、くこの実を加えてもよいでしょう。

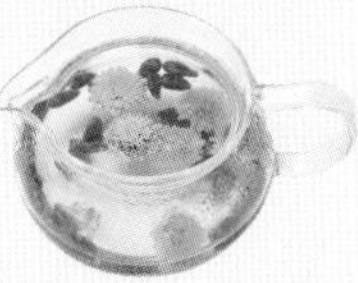

菊花
体の上部にあらわれるトラブルを防ぐ菊花。特に春先ののぼせや目の充血、花粉症などによい。

recipe 3 ツボ

百会（ひゃくえ）

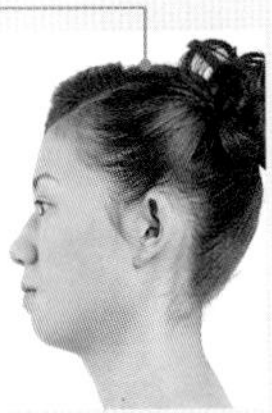

体中の気の流れを整え
頭痛、めまいの改善に

[探し方] 頭頂部のほぼ中央、両耳の上端を結ぶ線と眉間の中央から延ばした線が交わる点。

[押し方]両手の中指を重ねてツボにあて、まっすぐ下に気持ちいいと感じるくらいの強さで押す。1回6～10秒、10回刺激する。

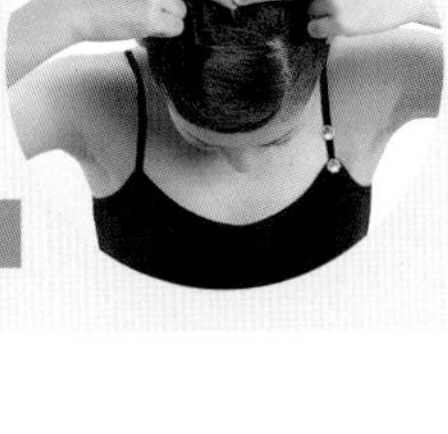

寝る前　いつでも

風池（ふうち）

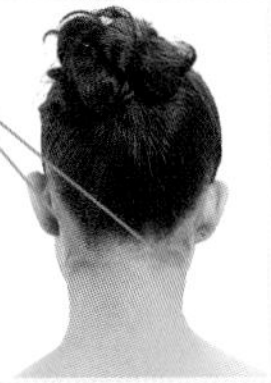

頭や首の血行をよくして
不快感を解消する

[探し方] 首の後ろ、髪の生え際あたり。僧帽筋という2本の太い筋肉の外側あたりのくぼみ。

[押し方]両手の親指をツボにあて、両側一緒に小さく円を描くようにゆっくりと押しもむ。1回10秒、10回刺激する。

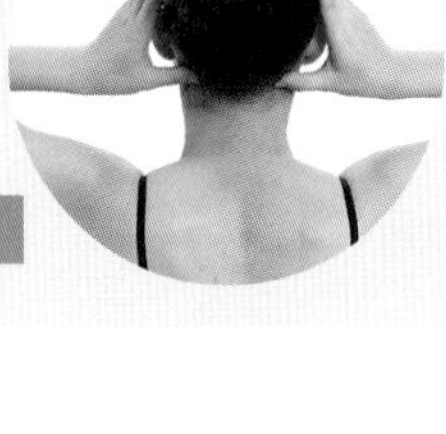

寝る前　いつでも

腰痛

生命力の源「腎」の衰えかもしれません。「血」「水」を巡らせましょう。

気虚　気滞　**血虚**　瘀血　**水滞**

❖漢方的な考え方では

腰痛は、姿勢の悪さや冷えによる血行不良だけでなく、五臓の「腎」の機能低下によっても起こります。「血」が滞ると、押すとしこりを感じるような強い痛みが生じます。「水」が滞ると、下半身の冷えやむくみを伴う腰痛が生じます。慢性化すると、足のしびれや痛み、排尿困難などを併発することもあるので、「腎」を養うことが大切です。

ライフスタイルの改善点

血虚　瘀血　水滞

体を冷やさないことが大切です。しょうがやシナモンなどの体を温めるもの、豆類など水分代謝を促すもの、黒豆やひじきなど黒い食材や、やまいも、うなぎ、エビなどの「腎」を補う食材をとり入れましょう。

おすすめ漢方薬

八味地黄丸（はちみじおうがん）／**疎経活血湯**（そけいかっけつとう）

recipe 1　バス

だいこん葉湯

干しただいこんの葉には
温めて巡らせる効果あり

乾燥させただいこんの葉を20～50gをお茶パックなど布袋に入れて浴槽に入れます。または、乾燥させただいこんの葉を1ℓの水で15分煮出し、煮出し汁を浴槽に入れてもよいでしょう。

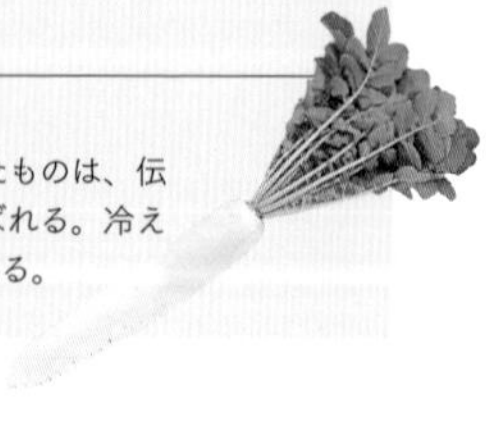

だいこん

だいこんの葉を天日干ししたものは、伝統的に「干葉（ヒバ）」と呼ばれる。冷えや乾燥から肌を守る働きもある。

recipe 2　ツボ

腎兪（じんゆ）

「腎」の機能を活発にし
腰から下半身を温める

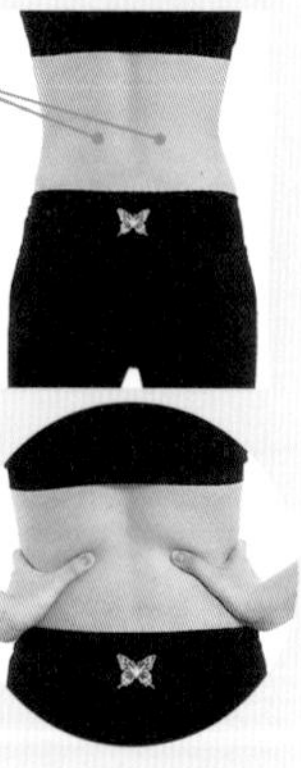

［探し方］ ウエストの高さで背骨（第２腰椎）の中心から指幅2本分、外。

［押し方］ 両手を腰にあて、ツボの部分を親指で押しもむ。痛みが強いときはあまり強くもまないこと。1回10秒、10回刺激する。

寝る前

水　火
金　土

全身のむくみ

水分のとりすぎや飲酒、食べすぎ、睡眠不足。生活を整えることが大切です。

気虚　気滞　血虚　瘀血　水滞

❖漢方的な考え方では

体の組織など血管の外に余分な水分がたまり、腫れぼったくなっている状態がむくみです。特に梅雨時期や夏は、湿気や冷たいもののとりすぎで悪化します。漢方では「気」の不足により体内の水分代謝が低下して、「水」が滞ると考えます。泌尿器と関連して水分代謝を担う五臓の「腎」や、消化吸収と水分代謝を担う「脾」の機能低下からも、むくみが起こります。

ライフスタイルの改善点

気虚　水滞

梅雨がある日本は、高温多湿でむくみやすい環境です。積極的に体を動かして体内の「水」の巡りを活発にすることが大切です。水分代謝を促す、とうがんやとうもろこし、はとむぎなどを積極的にとり入れましょう。

おすすめ漢方薬

五苓散（ごれいさん）／**防已黄耆湯**（ぼういおうぎとう）

recipe 1　マッサージ

膝下をアロママッサージ

香りを楽しみながら「水」と「血」を巡らせる

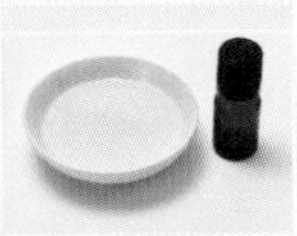

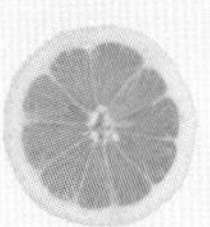

サイプレス3滴、レモン2滴をマッサージオイルに加え、お風呂上がりなど足を温めてからマッサージします。

①くるぶしのまわりをくるくると円を描くようにさする。

②足首から膝へ、親指とほかの四指でふくはらぎを挟むようにしてさする。

③膝の後ろを軽くもむ。

recipe 2　ツボ

水分（すいぶん）

小腸の入り口にあたり全身の水分を調整する

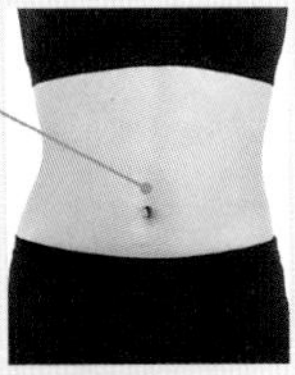

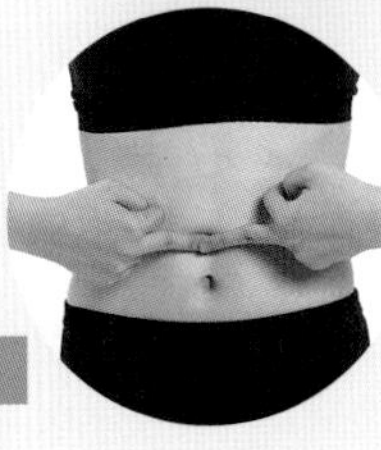

[探し方] おへそから指幅1本分上。

[押し方] 両手の中指をツボにあて、息を吐きながらゆっくりと押す。温めて効果的。1回10秒、10回刺激する。

夕食１時間後　寝る前　お風呂上がり

冷え症

全身、末端、腰や腹部の冷え。まず胃腸を温める食事を心がけましょう。

気虚　気滞　血虚　瘀血　水滞

こんな症状が気になる

成人女性の2人に1人は冷えに悩んでいるといわれ、夏でも手足が冷たくて寝つけない、重ね着しても温まらない、顔はほてるのに手足が冷えるなどの症状が起こります。温める力の不足や血行不良などによって起こり、悪化すると、頭痛や肩こり、不眠といった症状を伴うこともあります。

漢方的な考え方では

「気」の不足で、体を温められないと全身の冷えを生じます。「気」「血」が滞って全身に「気」「血」を届けられないと末端の冷えが生じます。五臓の「腎」や「脾」の機能が低下していると、「水」の滞りが起こりやすく、腰や腹部の冷えが生じます。冷えの場所にかかわらず、胃腸が冷えると働きが鈍り「気」「血」が作れないので、食事に気をつけて、胃腸を冷やさないようにしましょう。

ライフスタイルの改善点

「冷え」は万病のもと」。日ごろから体を冷やさないように心がけましょう。特に、首元、腰、足首などを温めておくことが肝心です。

気虚 胃腸が弱く、エネルギーをうまくとり込めないために熱が作れません。温かく消化のよいものを食べるようにしましょう。

気滞 適度な運動でストレスを発散し、全身の「気」を巡らせましょう。

血虚 「血」を作るための栄養を補いましょう。黒豆や黒ごまなどをとり入れるとよいでしょう。

瘀血 血行不良の状態です。腰回しをするなど適度な運動で「血」の巡りをよくしましょう。

水滞 冷たいもの、生もの、果物などのとりすぎには注意しましょう。

おすすめ漢方薬

人参湯（にんじんとう）
八味地黄丸（はちみじおうがん）
当帰四逆加呉茱萸生姜湯（とうきしぎゃくかごしゅゆしょうきょうとう）

recipe 1　バス

ラベンダーの足湯

「気」を巡らせる香り
抗菌作用や傷の手当にもよい

①洗面器など深めの容器に熱めのお湯（42～43℃）を入れ、ラベンダーの精油を1～2滴落とす。
②膝から下だけを容器に入れて、5～6分温める。
③水気をよく拭き、すぐに靴下などで保温する。

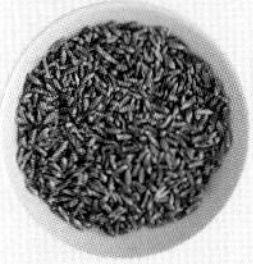

ハーブティーを使う
飲み物としても優れたリラックス効果があるラベンダー。お茶パックなどに入れたハーブティーをそのまま容器の中へ入れてもよい。

recipe 2　薬膳

ヨモギと黒豆の薬膳

体を芯から温めて
「血」を補い、巡らせる

乾燥したヨモギと炒り黒豆で作る薬膳茶。ヨモギはお灸のもぐさに使われ、昔から日本で親しまれてきた薬草です。薬膳では温めの食材としよく使います。

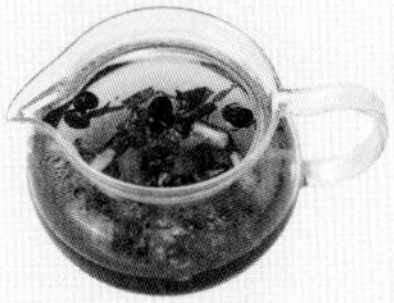

ヨモギ
体を温め、冷えをとり払う。不正出血や痔、冷えからくる月経痛の改善にもよい生薬。

recipe 3　ツボ

腎兪（じんゆ）

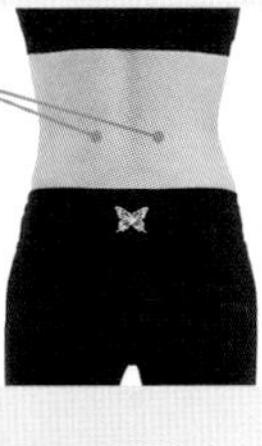

「腎」の機能を活発にし
腰から下半身を温める

[探し方] ウエストの高さで背骨（第2腰椎）の中心から指幅2本分、外。

[押し方] 両手を腰にあて、ツボの部分を親指で押しもむ。痛みが強いときはあまり強くもまないこと。1回10秒、10回刺激する。

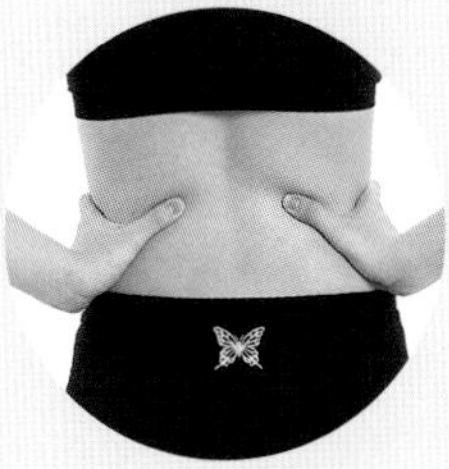

寝る前

湧泉（ゆうせん）

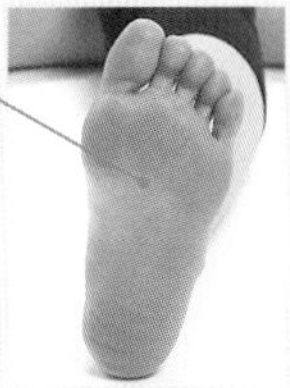

心と体のエネルギーが
湧き出る重要なツボ

[探し方] 土踏まずのやや上中央、5指を曲げるとくぼむところ。

[押し方] 両手の親指を重ねてツボにあて、強めに押しもむ。足の裏は皮膚が厚いので、ほかの部位より強く長く刺激する。1回20秒、両足10回ずつ。

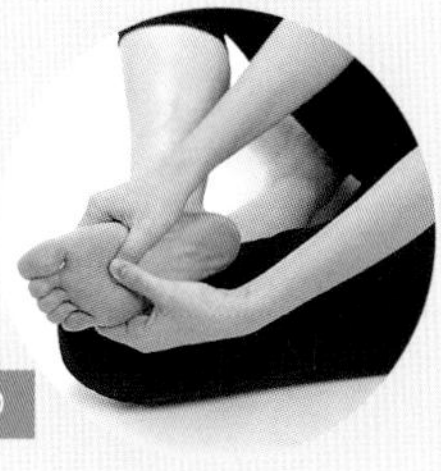

寝る前　お風呂上がり

木 火 土 金 水

便秘

潤い不足か、腸の動きの鈍さに便秘の原因はあります。

気虚 気滞 血虚 瘀血 水滞 熱

❖こんな症状が気になる

便秘には、一過性、常習性、器質性（大腸の疾患）のものがあります。最も多いのが常習性便秘（機能性便秘ともいう）で、排便やガスを我慢すると起こります。

❖漢方的な考え方では

暴飲暴食や暑がりの体質で体に「熱」がこもると、便は硬くなって出づらく、においが強くなり、口臭などもみられます。病後や産後、高齢者など「血」の不足が原因の便秘は、ウサギの糞のようなコロコロ便が特徴です。「気」の不足や冷えによる便秘は、いきんでも少量しか出ない、便の出はじめが硬く、後から軟便になるなどの特徴があります。ストレスや不規則な生活で「気」が滞ると腸の動きが鈍り、便秘と下痢をくり返す、お腹が張る、ゲップやガスが多いなどの特徴があります。

ライフスタイルの改善点

食生活を見直しましょう。水分をこまめにとり、潤いを補う食品、食物繊維の多い食品、消化のよい食品など、症状に合わせて食品を選ぶことが大切です。

気虚　食物繊維が多くかさのあるキャベツやきのこ、お米をしっかり噛んで食べるようにしましょう。

気滞　お腹が張ってゲップやガスが出る人は、香りで「気」を巡らせストレスを解消するツボ押しや緊張をとることを心がけましょう。

血虚　潤い不足なので、黒ごまや松の実、植物性の油などをとり入れましょう。

熱　脂っこい食事を控え、熱を冷ますバナナやごぼうなどをとりましょう。

おすすめ漢方薬

大黄甘草湯（だいおうかんぞうとう）
大柴胡湯（だいさいことう）
桂枝加芍薬湯（けいしかしゃくやくとう）
潤腸湯（じゅんちょうとう）

recipe 1　マッサージ

マンダリンの精油

滞った「気」を流し
消化を促す甘くやさしい香り

オレンジの甘い香りのマンダリンの精油をマッサージオイルに数滴加え、横になって膝を立てて行うとよいでしょう。
①手のひらにマッサージオイルをとり、両手で温めるようになじませて、お腹全体を軽くさするようにオイルを伸ばす。
②おへそを中心に時計回りにゆっくりマッサージして刺激を与える。

柑橘系の香り
マンダリンやスイートオレンジなど、柑橘系の香りは、気分を明るくリフレッシュさせる。「気」が巡り、消化促進にもよい。

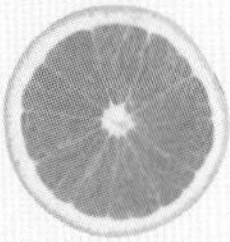

recipe 2　薬膳

くるみごまはちみつ

冷えや便秘、不安感がある人に
甘くやさしいホットドリンク

①くるみと炒った黒ごま各10gをすりつぶす。
②混ぜ合わせたものにはちみつを加えて練る。
③スプーン1杯分に熱湯を注ぎ、寝る前に飲む。

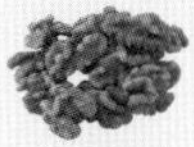

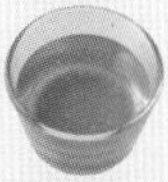

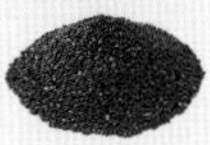

くるみ
良質の脂質とたんぱく質を含む。「気」「血」を補う。疲れやすい人に。

はちみつ
消化吸収力を高めて、腸や肌の乾燥を改善する。

黒ごま
「血」を補い腸を潤す。コロコロ便の症状に。

recipe 3　ツボ

大腸兪（だいちょうゆ）

腸の働きをよくするツボ
下痢や腰痛、月経痛にも

[探し方] ベルトの高さで腰骨（第4腰椎と第5腰椎の間）の両側、指幅2本分、外。

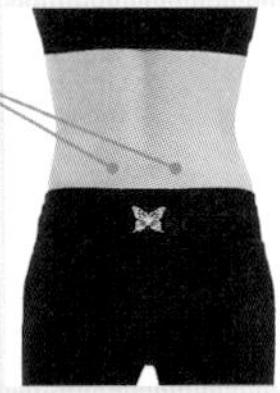

[押し方] 両手を腰にあて、ツボの部分を親指で押しもむ。左側を念入りに押すと効果的。1回10秒、10回刺激する。

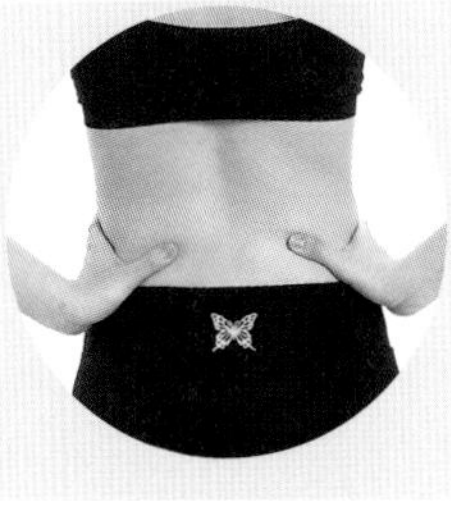

寝る前

天枢（てんすう）

消化器系全般の
働きを整えるツボ

[探し方] おへそから左右に指幅3本分横。

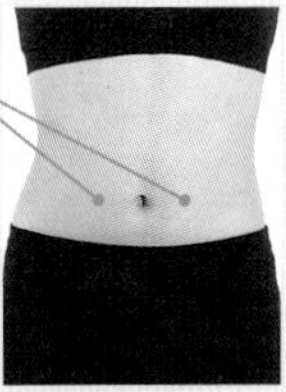

[押し方] 中指をツボにあて、息を吐きながら指を押し込むように圧をかける。1回10秒、10回刺激する。

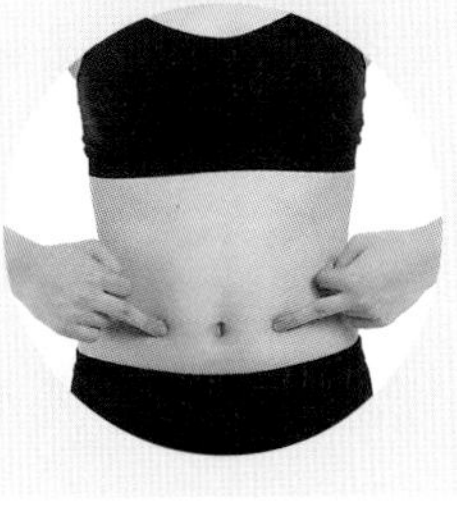

寝る前

木 火 土 金 水

下痢

五臓の「脾」の機能が低下して うまく消化と吸収ができない状態です。

気虚　気滞　血虚　瘀血　水滞

❖漢方的な考え方では

消化吸収を担う五臓の「脾」の機能が低下しています。虚弱体質や過労で「気」が不足すると、消化吸収ができずに下痢になります。冷たいもののとりすぎなどでお腹が冷えると、水様便になります。緊張や怒りなど強いストレスが加わることで「気」が滞って消化吸収ができずに下痢になることもあります。

ライフスタイルの改善点

気虚　気滞　水滞

冷たいもの、生もののとりすぎず、体を冷やさないように注意しましょう。体を温めるしょうがやねぎをとり入れ、脂っこいものは避けて消化のよい食事をとることが大切です。りんごやキャベツなど消化を助ける食材で「気」を補いましょう。適度な運動や、就寝前の腹式呼吸もいいでしょう。

おすすめ漢方薬

六君子湯（りっくんしとう）／**半夏瀉心湯**（はんげしゃしんとう）

recipe 1　薬膳

梅醤番茶

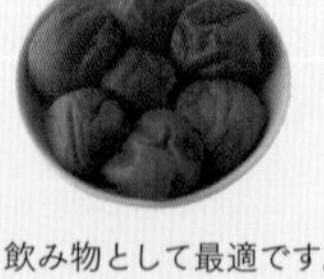

胃腸の調子を整え
体の冷えを解消する

朝一番、胃腸の調子を整える飲み物として最適です。下痢の症状からくる喉の渇きを解消します。

①梅干し1個を茶碗に入れて箸でよく潰し、醤油小さじ1と1/2、しょうがの絞り汁少々を加える。

②熱い番茶を注いで熱いうちに飲む。

梅干し

整腸作用があり、慢性下痢や食中毒が原因の下痢にもよいといわれる。消化吸収をよくして、水分代謝を整えるので、疲れや夏バテ、かぜ気味のときに。

recipe 2　ツボ

下痢点（げりてん）

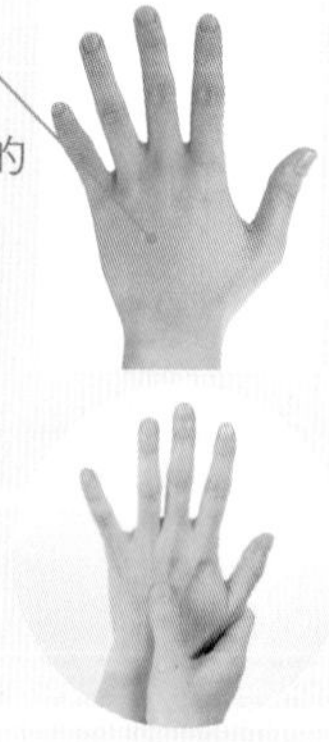

名前の通り下痢に効果的
刺激すると便意がひく

[探し方] 手の甲の中心部から少し薬指よりのところ。下痢のときに刺激すると強い痛みを感じる。

[押し方] 親指をツボにあて、ごりごりと強めに押しもむ。1回6秒、両手10回ずつ刺激する。

寝る前

尿トラブル

頻尿や残尿感、膀胱炎など五臓の「腎」と深く関係しています。

気虚　気滞　血虚　瘀血　水滞　熱

漢方的な考え方では

泌尿器を担う五臓の「腎」の機能低下が原因のひとつです。加齢や過労は頻尿や残尿感などの症状を起こし、手足のほてりや喉の渇きを感じます。「水」が滞り、手足が冷えてむくみ、腰のだるさなどを生じ、夜、何度もトイレに起きることもあります。飲食の不摂生やストレスによって生じた「熱」は、尿道炎や膀胱炎を引き起こします。

ライフスタイルの改善点

水滞　熱

香辛料や脂っこいものは控えましょう。五臓の「腎」を養う、にら、やまいも、小豆、黒豆、海藻類などをとり入れてみましょう。利尿効果があるウリや豆類もいいでしょう。

おすすめ漢方薬
八味地黄丸（はちみじおうがん）／**猪苓湯**（ちょうれいとう）

recipe 1　薬膳

はとむぎととうもろこしのヒゲ茶

「熱」を冷まし、
「水」を巡らせる

煎じて飲むと尿の出をよくするとうもろこしのヒゲは、「南蛮毛」という生薬でもあります。生のとうもろこしにヒゲがついていたら洗って天日で干し、よく乾燥させます。麦茶やはとむぎと一緒に煮出すと香ばしくて飲みやすいです。

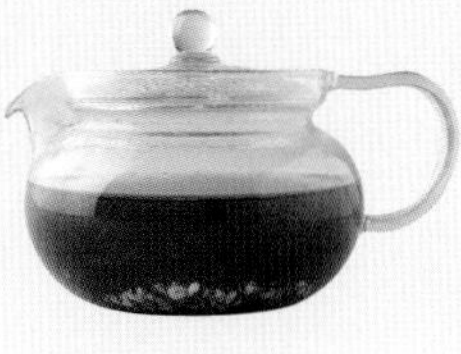

recipe 2　ツボ

三陰交（さんいんこう）

血行をよくして
体の冷えをとる

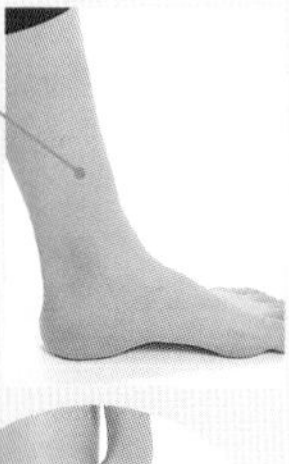

[探し方] 内くるぶしの上から指幅4本分上がった骨の後ろ側。

[押し方] 親指をツボにあて、すねの骨に向かって強めに押す。1回6秒、両足10回刺激する。

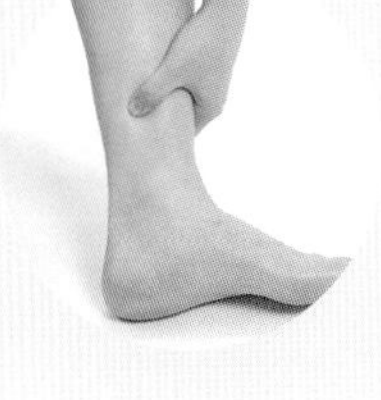

寝る前

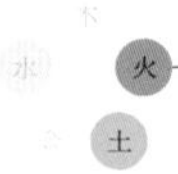

胃の不調・口臭

暴飲暴食、ストレスなどで五臓の「脾」が弱り
胃に負担がかかっている状態です。

気虚　気滞　血虚　瘀血　水滞　熱　寒

こんな症状が気になる

食べすぎ、飲みすぎなど食事が乱れている。仕事や人間関係などによるストレスを感じている。そんな状況が続いて、胃がしくしく痛い、食欲がわかない、食べた物が消化できずもたれる、胃が重い。また、口臭がある、ゲップが出るなど、日常生活の中で常に胃の存在を感じます。

漢方的な考え方では

疲れなどで「気」が不足すると消化吸収を担う五臓の「脾」の機能が低下し、食欲不振、腹痛、軟便、下痢などが起こります。疲れると悪化し、食後にだるくなる傾向があります。冷たいものや生もののとりすぎは「寒」の影響で、お腹が冷えて胃が痛みます。暴飲暴食やストレスは胃に「熱」を生じさせるので、胸やけや口臭を伴うことがあります。

ライフスタイルの改善点

「気」の不足による五臓の「脾」の機能低下と、飲食物による胃への負担が原因です。

気虚　消化のよい物をよく噛んで食べるようにしましょう。食事をすると眠気に襲われるなど、疲れやすいのでしっかり休息しましょう。

寒　お腹を冷やさないようにし、冷たいものは避けます。お風呂にゆっくりと浸かるなどお腹を温めるとよいでしょう。

熱　ストレスやイライラでの暴飲暴食はNG。脂ものも避けましょう。

おすすめ漢方薬

六君子湯（りっくんしとう）
くよくよ悩みがちで、食欲がない。疲れやすく軟便傾向。

安中散（あんちゅうさん）
腹部が冷えて胃がしくしくと痛む。

半夏瀉心湯（はんげしゃしんとう）
みぞおちがつかえて、吐き気や食欲不振がある。

recipe 1 マッサージ

柑橘系の精油

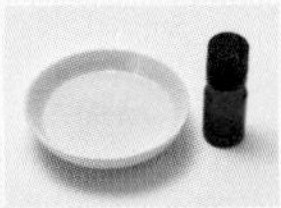

消化液の分泌を促進して
消化不良や食欲不振に

胃腸の不調、特にお腹がもたれるようなときは、マンダリンなど柑橘系の精油をマッサージオイルに加え、鎖骨部分や腹部にぬりながら、やさしくマッサージしましょう。フレッシュな香りが気分をすっきりさ、胃腸を整えます。

マンダリン
気持ちを明るくするほか、消化促進作用や食欲増進作用がある。

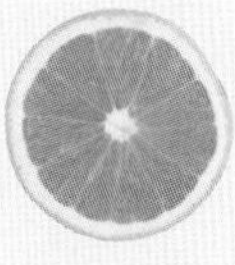

recipe 2 薬膳

チンピミントティー

胃腸を整え、「心」の熱を冷ます薬膳茶

体の中の余分な熱を冷ます効果がある緑茶2gに、チンピとミントを少量加えて、熱湯250mℓを注ぎます。すっきりとした飲み口で、口臭だけでなく、頭もすっきりします。

チンピ
「気」の巡りをよくして、胃腸の調子を整える。

ペパーミント
イライラや顔のほてりなど体の上部の熱をとる。

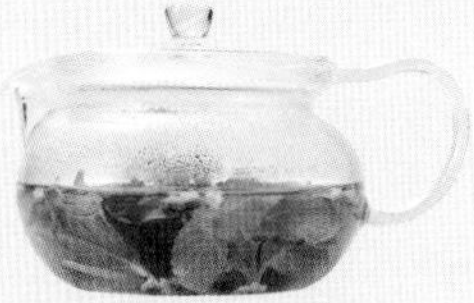

recipe 3 ツボ

承漿（しょうしょう）

胃の働きを整え
口内炎や口角炎の痛みにも

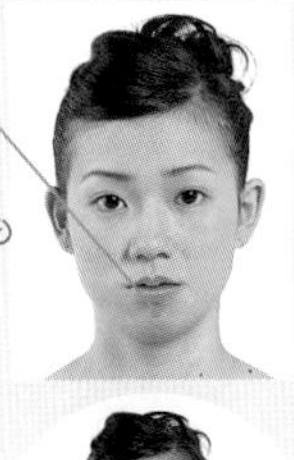

[探し方] 下唇のすぐ下、中央のくぼみ。

[押し方] 中指をツボにあて、ゆっくりと押しもむ。1回6秒、10回刺激する。

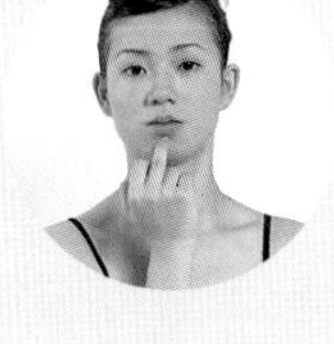

寝る前　起床後

足三里（あしさんり）

内臓全般の不調や
代謝異常の緩和に

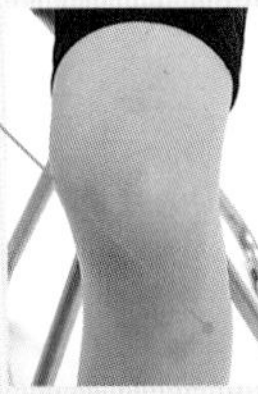

[探し方] 足の外側、膝の下のくぼみから指幅4本分下。

[押し方] 親指をツボにあて、多少痛みを感じる程度の強さで押しもむ。1回6秒、両足10回刺激する。

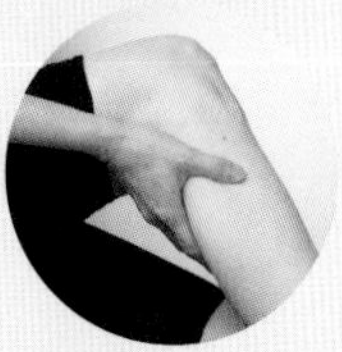

寝る前　いつでも　夕食１時間後

肥満

タイプごとの原因を知って
ダイエットの参考にしましょう。

気虚　気滞　血虚　瘀血　水滞

❖こんな症状が気になる

イライラしてついつい食べすぎて太ってしまった、お腹や腰まわりのぜい肉が落ちない、昔から下半身太り、加齢から下腹が気になるなど。太ったと感じる部分は人によってさまざまです。

❖漢方的な考え方では

太る原因は、不規則な生活やストレスによる「気・血・水」の滞りにあります。タイプごとの原因と対策に注目しましょう。

ストレスで「気」が滞り、食欲に波があるのが気太り。「血」が滞って代謝が下がり、余分な脂肪がつくのが血太り。「水」が滞り、余分な水分がたまってぷよぷよと太るのが水太り。また、複数のタイプを持つ混合太りもあります。「気・血・水」を巡らせ、体調を整えることで太りにくい体を目指していきましょう。

ライフスタイルの改善点

体質タイプによって、気をつける点が異なります。日常生活を見直して、太りにくい体質を目指しましょう。

気滞 リラックス&リフレッシュでストレスを回避することが大切です。就寝前に、ぬるめのお湯にゆっくり入浴すれば、安眠効果も得られます。

瘀血 冷え対策を心がけましょう。ソックスや膝掛けなどで特に下半身を冷やさない工夫を。体を締めつける下着の着用もできるだけ短時間にし、帰宅したらすぐにリラックスできる服装に着替えるとよいでしょう。

水滞 特に下半身のむくみがひどい人は、普段からツボ押しやマッサージで足をもみほぐしたり、青竹などで足裏を刺激するのがおすすめです。

気滞

気太り

精神的ストレスが原因

「気」の流れが滞ることによって太ってしまうタイプの人です。体重の増減が激しく、暴飲暴食の傾向があります。がっちりした筋肉太りで、イカリ肩のかぼちゃ体型ともいえます。感情が高ぶりやすく、喉がつかえたり、お腹が張るなどの症状があります。

おすすめ漢方薬

大柴胡湯（だいさいことう）
脇腹からみぞおちあたりにかけて苦しく、便秘傾向の人に。

加味逍遙散（かみしょうようさん）
イライラや頭痛、のぼせ感があり、便秘と下痢をくり返す場合に。

recipe 1

ツボ

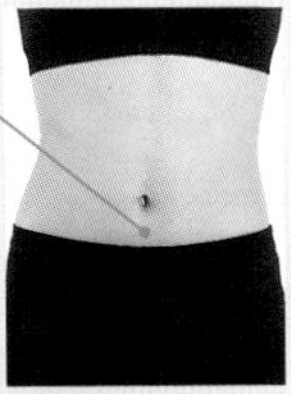

気海（きかい）

「気」の集るツボ
消化不良、膨満感などに

[探し方] おへそから指幅2本分下。

[押し方] 両手の中指をツボにあて、ゆっくり弱く押す。1回10秒、10回刺激する。

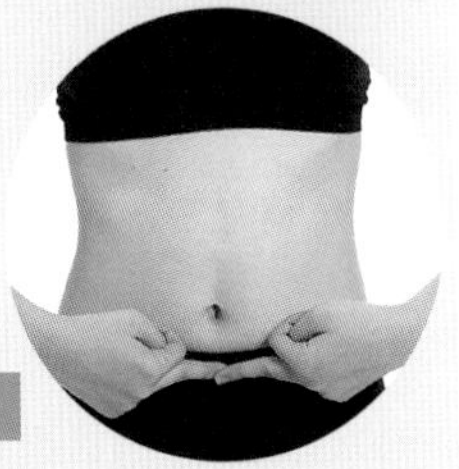

寝る前　食前食後

瘀血

血太り

「血」の滞りが原因

血行不良の血太りタイプは、代謝が低下して余分な脂肪がついてしまうだけでなく、肌荒れや便秘、婦人科系のトラブル、生活習慣病になりやすい傾向があります。お腹や腰まわりに脂肪がついてなかなか落ちません。

おすすめ漢方薬

桃核承気湯（とうかくじょうきとう）
下腹の痛みや張り、肩こり、月経痛などがあり、便秘の人に。

桂枝茯苓丸（けいしぶくりょうがん）
冷えのぼせや頭痛、下腹部痛などがあり、便秘ではない場合に。

recipe 2

ツボ

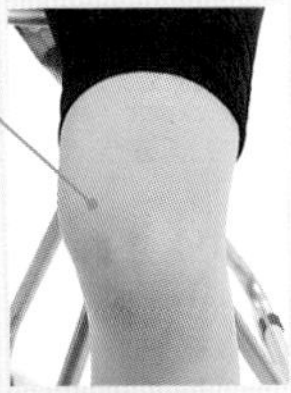

血海（けっかい）

「血」の滞りを解消
女性特有のトラブルに

[探し方] まっすぐ立って膝に力を入れたときに膝の内側にできるくぼみ。膝のお皿から指3本分上。

[押し方] 両手の親指をツボにあて、足をほぐすように指を前後左右に動かしながら押す。1回10秒、10回刺激する。

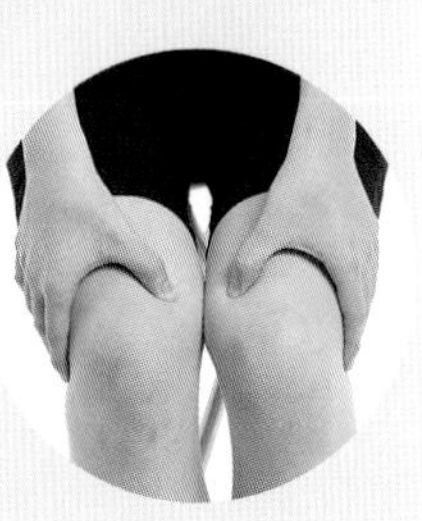

寝る前　いつでも

水滞

水太り

水分代謝の悪さが原因

「水」が滞り、水分代謝が低下しています。そのため余分な水分を体内にためこみやすく、体重の割に体脂肪が多かったり、下半身太りになりやすいタイプです。消化吸収力も低いので、冷たいものや水分のとりすぎに注意しましょう。

おすすめ漢方薬

当帰芍薬散（とうきしゃくやくさん）
貧血傾向で疲れやすく、むくみや足腰の冷えがある。

防已黄耆湯（ぼういおうぎとう）
疲れやすく、汗をかきやすい傾向にあるが、肥満による関節痛、むくみなどがある人に。

水滞　瘀血　気滞

混合太り

「気・血・水」の滞りが原因

不規則な生活や運動不足、食生活の乱れなど、さまざまな要因が絡み合っている混合太りタイプ。早食いや大食いは要注意です。

おすすめ漢方薬

防風通聖散（ぼうふうつうしょうさん）
美食や過食の傾向があって太鼓腹の人で便秘を伴う場合に。

recipe 3　ツボ

水分（すいぶん）

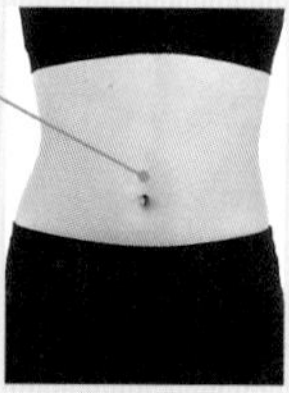

小腸の入り口にあたり
全身の水分を調整する

[探し方] おへそから指幅1本分上。

[押し方] 両手の中指をツボにあて、息を吐きながらゆっくりと押す。温めて効果的。1回10秒、10回刺激する。

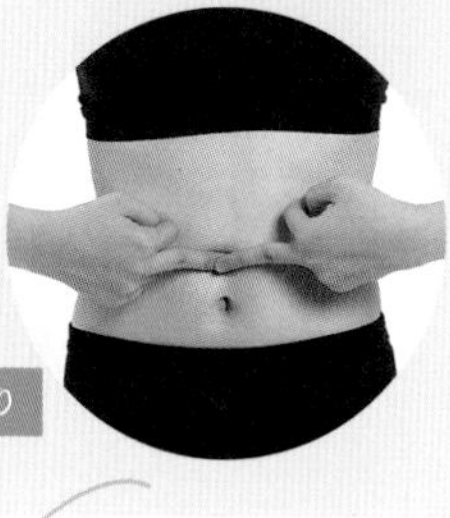

夕食１時間後　寝る前　お風呂上がり

recipe 4　薬膳

レモンとミントのルイボス薬膳茶

さわやかな香りを楽しみ
「気・血・水」を巡らせる

「気」「血」を巡らせるレモンとミント、「水」を巡らせるルイボスティーのさわやかな薬膳茶。ポットやカップにルイボスティーを入れ、最後に薄切りレモンとミントを加えます。

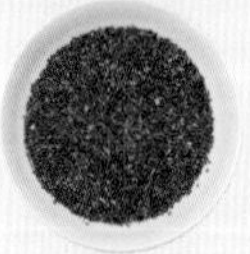

ルイボスティー
南アフリカ共和国でしか栽培されていないマメ科の植物。「レッドルイボス」と呼ばれ、ルイボスの葉や茎を発酵させたお茶で、ポリフェノールを含み、カフェインレスが特徴。

慢性疲労

元気にするパワーの源「気」。
休養と食生活から改善しましょう。

気虚　気滞　血虚　瘀血　水滞

❖漢方的な考え方では

パワーの源である「気」が不足すると、何事にもやる気が起きません。原因は、虚弱体質、加齢や精神的ストレスなどがあります。朝は元気なのに夜になると疲れてしまうのは気虚。朝からだるく、食欲がない、むくみやすい人は水滞タイプです。食後に眠くだるくなるのは、少ない「気」を食べ物の消化に使うために起こり、「脾」の働きが低下している状態です。これが続くと血虚になります。

ライフスタイルの改善点

気虚　血虚　水滞

しっかりと休養をとることが大事。「気」は朝に作られるので、朝型の生活に切り替えましょう。脂もの、甘いものを控えて、腹八分目を心がけます。体がだるくても適度に体を動かしましょう。また、胃腸が弱っているときは、やまいもや、なつめなど「脾」の機能を高める食材をとり入れましょう。

おすすめ漢方薬

補中益気湯（ほちゅうえっきとう）／**十全大補湯**（じゅうぜんたいほとう）／**当帰芍薬散**（とうきしゃくやくさん）

recipe 1　マッサージ

クローブの精油

倦怠感に効く命門と腰のストレッチ

クローブの精油をマッサージオイルに加え、腰のツボ・命門（めいもん）を押しながら、腰のストレッチをしてみましょう。

①手のひらにマッサージオイルをとり、両手で温める。
②背骨の上、おへその真裏あたりにある命門に親指をあてるようにして、腰を支えるようにしながら刺激する。
③軽く腰を伸ばすストレッチをする。

クローブ
生薬では「チョウジ」と呼ばれ、古くから医薬品として痛み止めなどに使われている。

recipe 2　ツボ

百会（ひゃくえ）

全身の機能バランスを整える特効ツボ

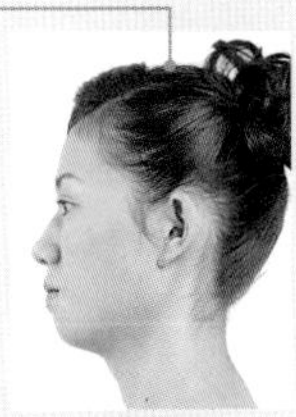

[探し方] 頭頂部のほぼ中央、両耳の上端を結ぶ線と眉間の中央から延ばした線が交わる点。

[押し方] 両手の中指を重ねてツボにあて、まっすぐ下に気持ちいいと感じるくらいの強さで押す。1回6～10秒、10回刺激する。

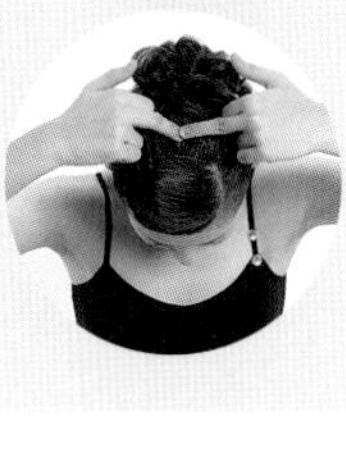

寝る前　いつでも

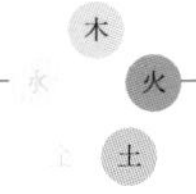

貧血

夜更かしや不規則な生活も要因に。肌の乾燥や髪のトラブルも引き起こします。

気虚　気滞　血虚　瘀血　水滞

こんな症状が気になる

女性に起こりやすい貧血。月経や出産、偏った食事や、ダイエットなどが原因で生じやすい症状です。鉄分の不足も関係しており、妊娠や授乳中の女性、成長期の子どもは、鉄分を普段より多く必要とします。

漢方的な考え方では

貧血は、夜更かしや無理なダイエット、過度なストレスなどで「血」を激しく消耗して生じます。消化吸収を担う五臓の「脾」の機能が低下すると、食事から「血」を作り出すこともできません。「血」が不足すると、疲れやすい、立ちくらみ、めまい、足のつりなどがみられます。さらに、肌の乾燥、髪が細くなる、爪が割れるなどのトラブルも。ライフスタイルを見直し、「血」を補い、消耗しないように気をつけましょう。

ライフスタイルの改善点

栄養が不足している状態ですから、無理なダイエットや激しい運動を避けて、睡眠をしっかりとり、食生活も見直すことが大切です。また、熱いお風呂や長湯は立ちくらみを起こすこともあるので気をつけましょう。とくに、女性は月経中、月経後に血虚になりやすいので、目や脳の使いすぎ、夜更かしは厳禁です。

血虚

漢方では赤い食べ物は「血」を補うと考えます。なつめやくこの実、肉やレバー、プルーンなどのドライフルーツは貧血に効果的です。

おすすめ漢方薬

当帰芍薬散（とうきしゃくやくさん）
冷え症で貧血の傾向があり、疲労しやすい人に。月経痛や更年期障害の改善にも。

帰脾湯（きひとう）
貧血や不眠、不安、顔色がよくない人に。

recipe 1　薬膳

ローズマリーとレモンの黒糖シロップ

「血」を補い、
さわやかな香りでリフレッシュ

無農薬のレモンを皮ごと薄切りにし、黒糖と交互に保存瓶に入れます。3日間おき水分が出てきたら、ローズマリーを少量加えて香り付けをし炭酸水で割ったり、紅茶に加えたりするとよいでしょう。

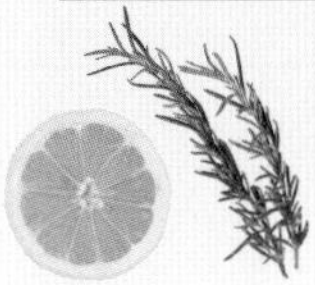

ローズマリー
強くさわやかな香りは、血行を促し、脳に活力を与える。リフレッシュしたいときにもおすすめ。

recipe 2　薬膳

ほうれん草と金針菜《きんしんさい》スープ

「血」を補うほうれん草と
瘀血を改善する金針菜の組み合わせ

①金針菜はたっぷりのぬるま湯に1時間浸け、流水でよく洗い、硬い部分をとって絞る。
②ほうれん草は茹で、春雨はぬるま湯で10分ほど戻しておく。
③中華鍋を熱して、サラダ油を入れ、長ねぎ、しょうがを入れて香りを出す。
④水を加えて沸騰させ、❶❷を加える。塩で調味し、水溶き片栗粉、溶き卵を流し入れて、火を止めたら、白ごまとごま油を加える。

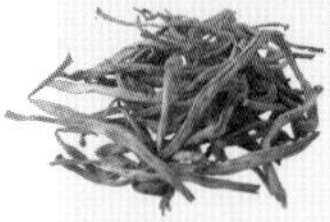

金針菜
鉄分がほうれん草の20倍。貧血や月経痛など女性特有のトラブルに効果的な食材。

recipe 3　ツボ

足三里（あしさんり）

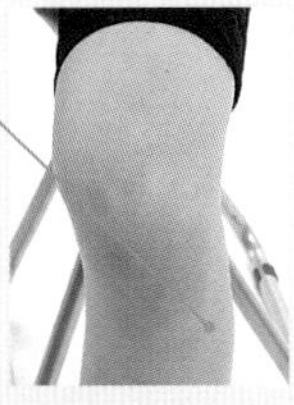

内臓全般を整え
新陳代謝を活発に

[探し方] 足の外側、膝の下のくぼみから指幅4本分下。

[押し方] 親指をツボにあて、多少痛みを感じる程度の強さで押しもむ。1回6秒、両足10回刺激する。

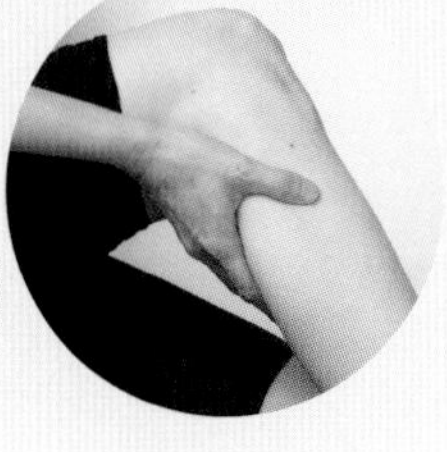

寝る前　いつでも　夕食1時間後

血海（けっかい）

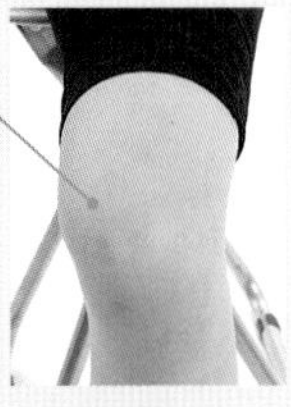

「血」の滞りを解消
女性特有のトラブルに

[探し方] まっすぐ立って膝に力を入れたときに膝の内側にできるくぼみ。膝のお皿から指幅3本分上。

[押し方] 両手の親指をツボにあて、足をほぐすように指を前後左右に動かしながら押す。1回10秒、10回刺激する。

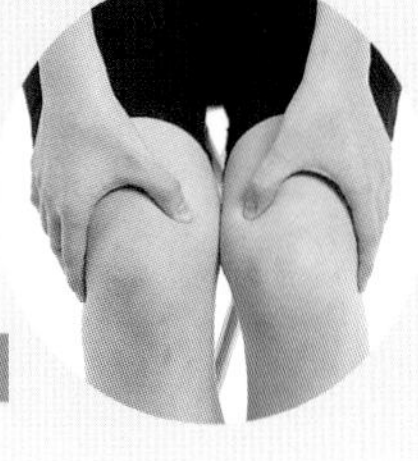

寝る前　いつでも

月経痛・月経不順

ダイエットや睡眠不足、過労、ストレス、冷え。
不規則な生活は大敵です。

気虚　気滞　血虚　瘀血　水滞

こんな症状が気になる

月経がはじまると、下腹部の圧迫感や痛みなどの症状や不快感があらわれます。日常生活に支障をきたすほどの症状は、月経困難症と呼ばれます。また、月経は通常25～35日の周期でくり返され、月経期間は約1週間と考えます。周期が乱れることを月経不順、経血量が著しく増減することを月経異常といい、ストレスや無理なダイエットから無月経になることもあります。

漢方的な考え方では

月経周期が乱れる原因のひとつは、過労や無理なダイエットなどによる「血」の不足です。経血の量が少なく、日数も短いのが特徴です。もうひとつはストレスなどによる「気」の滞りです。「血」が滞ると、月経痛が悪化することがあります。経血もドロッと血塊状のものが排出され、月経初期に痛みが強いのが特徴です。

ライフスタイルの改善点

冷えがあると体全体の機能が低下し、「血」が滞り、特に月経痛もひどくなることが多いです。腰やお腹、足首や首などを冷やさないように心がけましょう。

気滞　ストレスを解消し、香りのある野菜や柑橘類をとり入れます。

血虚　レバーやほうれん草など補血作用のある食材をとり入れます。月経が終わるころに痛む人は、なつめやくこの実をとり入れると効果的です。

瘀血　冷えに注意し、日常的に体を動かす習慣をつけて「血」を巡らせます。

おすすめ漢方薬

加味逍遙散（かみしょうようさん）
PMSが激しい、気滞タイプに。

当帰芍薬散（とうきしゃくやくさん）
お腹が冷えて痛む、血虚タイプに。

桂枝茯苓丸（けいしぶくりょうがん）
特に月経初期にお腹が痛む、血塊が出る、瘀血タイプに。

recipe 1 湿布

フェンネルのホットタオル

月経リズムを整え
冷えをとる

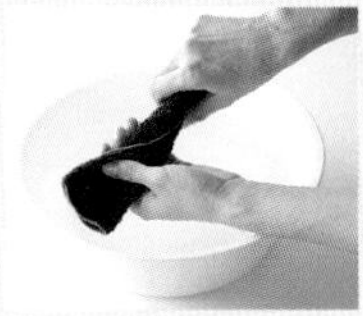

①洗面器にお湯を入れ、フェンネルの精油を1～2滴落とす。
②水面に浮いた精油をタオルにしみ込ませるように浸し、よく絞る。
③お腹や腰など痛みのあるところにあて、保温用のタオルをもう一枚上に重ねる。

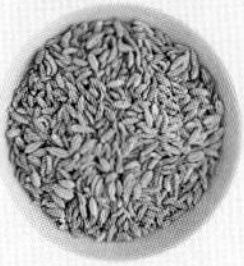

フェンネル
フェンネルは「ウイキョウ」と呼ばれる生薬。お湯500mℓにウイキョウ小さじ1を入れて煮出し、タオルにしみ込ませて湿布してもよい。

recipe 2 薬膳

紅花茶

こりや痛みのある
瘀血タイプの人におすすめ

紅花をひとつまみ、紅茶2gをポットに入れて、熱湯200mℓを注ぎます。紅花は滞った「血」を巡らせるので、肌荒れやシミ、肩こりや頭痛などにも効果的です。

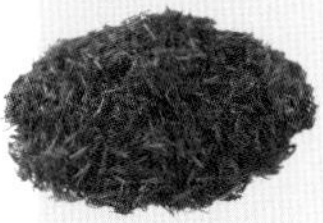

紅花
紅花は、「血」を巡らせ、月経不順や月経痛、PMS、更年期障害など、女性特有の症状を改善する生薬。ただし、妊娠中、妊娠の可能性のある人、月経過多の人には禁忌。

recipe 3 ツボ

三陰交（さんいんこう）

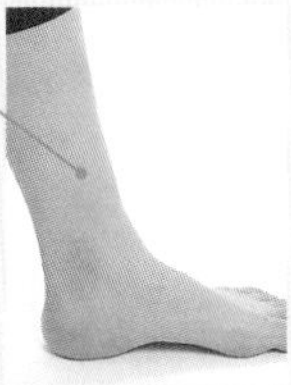

「血」を巡らせ
体の冷えをとる

[探し方] 内くるぶしの上から指幅4本分上がった骨の後ろ側。

[押し方] 親指をツボにあて、すねの骨に向かって強めに押す。1回6秒、両足10回刺激する。

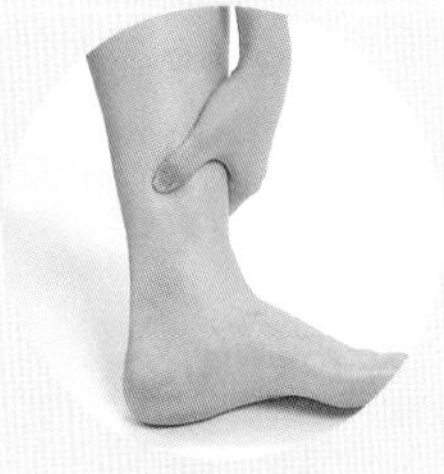

寝る前

関元（かんげん）

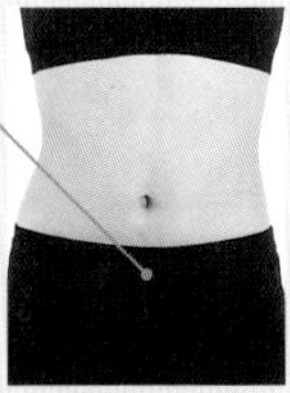

「肝」や「腎」の働きを整え
月経痛など婦人病に

[探し方] おへそから指幅4本分下。

[押し方] 両手の中指をツボにあて、斜め下に向かってやさしく押す。1回10秒、10回刺激する。

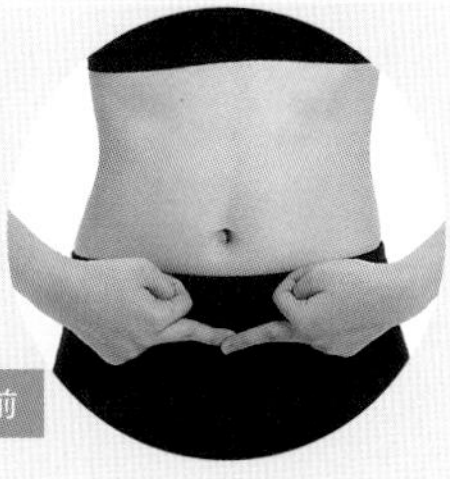

寝る前　食事30分前

木 火 土 金 水

PMS

「気」が滞るとイライラして胸が張り「血」が滞ると痛みや肩こりが生じます。

気虚 気滞 血虚 瘀血 水滞

❖漢方的な考え方では

月経がはじまる3～10日ぐらい前から決まって起こるさまざまな症状を月経前症候群（PMS）といいます。ストレスや緊張で「気」が滞ると、「肝」の機能が乱れ、イライラや無気力などの症状が出ます。ほかにも過食やむくみ、便秘などがみられる場合もあります。また、月経前は誰でも瘀血になりやすいので、日ごろから「血」が滞っていると、頭痛や肩こり、腹痛など、痛みの症状が強く出ます。

ライフスタイルの改善点

気滞 瘀血

月経前は過密スケジュールを避け、リラックスするよう心がけましょう。気滞タイプは、排卵後あたりからミントティーや香味野菜で「気」を巡らせ、気分を落ち着かせましょう。瘀血タイプは、日々体を動かし、体を温めて「血」を巡らせます。

おすすめ漢方薬

加味逍遙散（かみしょうようさん）／**桂枝茯苓丸**（けいしぶくりょうがん）

recipe 1 薬膳

陳皮酢

イライラをやわらげて
疲れや肌荒れにも

サラダや酢の物に、薄めてドリンクにしてもおいしいです。

①密閉瓶に陳皮5g、くこの実20粒、なつめ5個を入れて酢500mℓを静かに注ぐ。

②冷蔵庫で1週間漬ける。

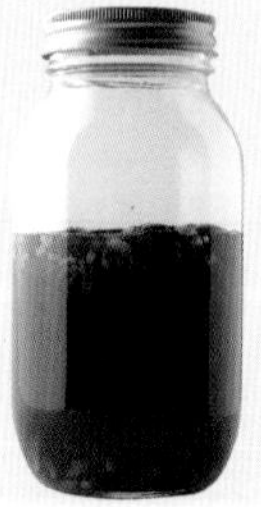

recipe 2 ツボ

太衝（たいしょう）

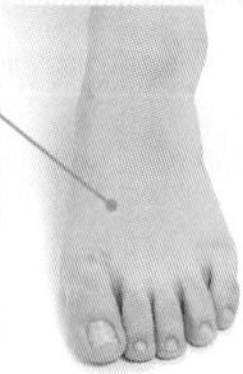

「気」の流れを活発に
気分を晴れやかにする

[探し方] 足の甲で、親指と第二趾の骨が交わるところの前のくぼみ。

[押し方] 親指をツボにあて、強めに押す。ヘアピンやペンの尻側で押してもよい。1回3～5秒、両足10回ずつ刺激する。

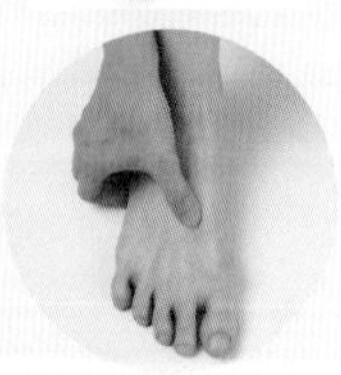

寝る前　いつでも

更年期

女性特有の不定愁訴「血の道症」は「気」「血」の滞りが原因です。

気虚　気滞　血虚　瘀血　水滞

漢方的な考え方では

更年期障害とは、閉経前後に女性ホルモンのバランスが大きく変化して起こる、不調の総称です。漢方では「血の道症」と呼び、ストレスにより女性ホルモンのバランスが乱れる30代、40代にも同様の不調が増えています。「気」「血」が滞ると、冷えのぼせ、肩こりや頭痛、不安感などが生じます。「血」が不足すると、めまいや不眠、不安が起こりやすく、体内の熱を調整しづらくなるため血圧上昇やホットフラッシュがあらわれます。

ライフスタイルの改善点

気滞　血虚　瘀血

睡眠時間をしっかりとって適度な運動を心がけ、規則正しい生活をしましょう。精神を安定させる働きがあるゆりねや、はすの実などをとり入れるとよいでしょう。

おすすめ漢方薬

七物降下湯（しちもつこうかとう）／**加味逍遙散**（かみしょうようさん）／**抑肝散加陳皮半夏**（よくかんさんかちんぴはんげ）

recipe 1　薬膳

ジャスミンの薬膳茶

「気」が巡り、
頭部の熱を冷ます

緑茶2gにジャスミンとローズを少量入れ、あればはすの実1個を加えて熱湯250mℓを注ぎます。華やかな香りと苦味が頭や顔のほてりをすっと冷まします。

ジャスミン（マツリカ）

ジャスミンの花を乾燥させたマツリカ。「気」が巡り、うつうつとした気分やイライラ、不眠多夢に。

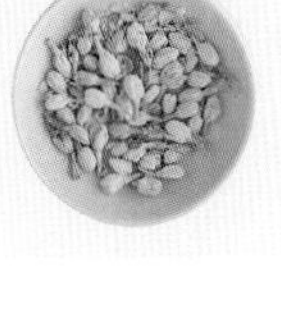

recipe 2　ツボ

三陰交（さんいんこう）

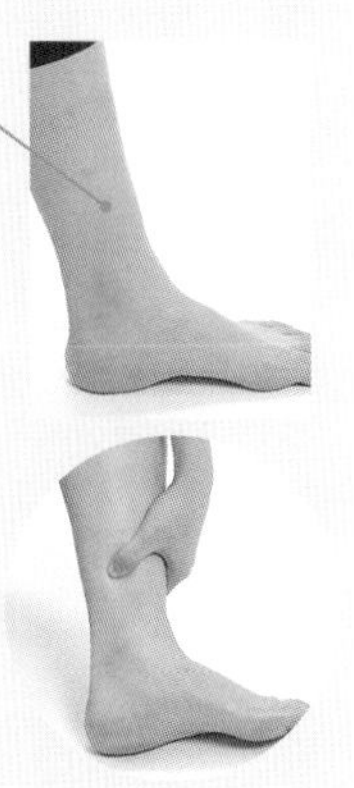

「肝」「脾」「腎」の経路が交わる大切なツボ

[探し方] 内くるぶしの上から指幅4本分上がった骨の後ろ側。

[押し方] 親指をツボにあて、すねの骨に向かって強めに押す。1回6秒、両足10回刺激する。

寝る前

木 水 火 金 土

めまい・ふらつき

日ごろの無理がたたり「気・血・水」のバランスが乱れています。

気虚　気滞　血虚　瘀血　水滞

❖漢方的な考え方では

ストレスや緊張などで「気」が滞り、五臓の「肝」が高ぶることで生じるめまい、食生活の乱れや加齢などで食が細くなって「気」「血」が不足して生じるふらつき、代謝が低下し「水」が滞ることで生じる回転性のめまいなど、症状はさまざまです。タイプに合わせて「気・血・水」を整えましょう。

ライフスタイルの改善点

気虚　気滞　血虚　水滞

「気」は朝作られるので、朝食をとって、「気」「血」を補いましょう。ミントやジャスミンなど好きな香りでリラックスし、温かい緑茶、紅茶、はとむぎ茶などで「水」を巡らせましょう。

おすすめ漢方薬

半夏白朮天麻湯（はんげびゃくじゅつてんまとう）／**帰脾湯**（きひとう）／**抑肝散加陳皮半夏**（よくかんさんかちんぴはんげ）

recipe 1　薬膳

ローズの薬膳茶

華やかな香りに
陳皮を加えて

紅茶2gにローズと陳皮を少量加え、熱湯250㎖を注ぎます。ローズの香りが高ぶった五臓の「肝」を安定させます。

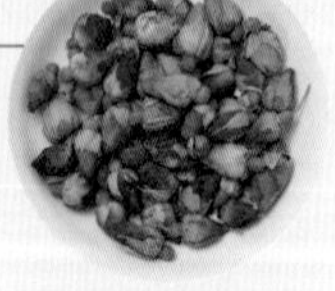

ローズ（マイカイカ）
マイカイカは、バラ科のハマナスの花のつぼみ。女性特有のトラブルに使われる。

recipe 2　ツボ

百会（ひゃくえ）

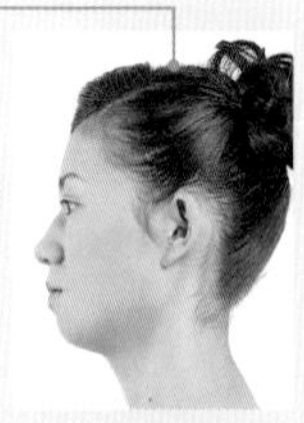

体中の「気」の流れを担い
バランスをとるツボ

[探し方] 頭頂部のほぼ中央、両耳の上端を結ぶ線と眉間の中央から延ばした線が交わる点。

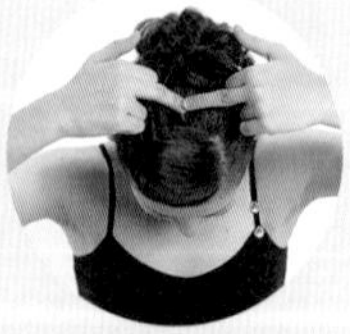

[押し方] 両手の中指を重ねてツボにあて、まっすぐ下に気持ちいいと感じるくらいの強さで押す。1回6～10秒、10回刺激する。

寝る前　いつでも

疲れ目・かすみ目

パソコンやスマホの見すぎ
目の酷使は栄養と潤いの「血」を消耗します。

気虚　気滞　血虚　瘀血　水滞

漢方的な考え方では

疲れ目、ドライアイ、充血、かすみ目、涙目など目のトラブルは、「血」の不足が原因です。加齢や過労、目の使いすぎで「血」が消耗します。「血」の不足から「血」が滞ると、肩こりや頭痛、首筋のこりも生じます。目を閉じる、遠方を見るなどで目を休めて、「血」を補う食材をとり入れましょう。

ライフスタイルの改善点

血虚

パソコンやテレビの見すぎは「血」を消耗します。長時間の作業は避け、目を閉じる、温かいタオルで温める、また、充血しているときは冷たいタオルで冷やして目を休ませましょう。首、肩のこりも目の疲れにつながるので血流をよくしましょう。

おすすめ漢方薬

六味地黄丸（ろくみじおうがん）／**十全大補湯**（じゅうぜんたいほとう）

recipe 1　湿布

ローズマリーのホットタオル

目の緊張をほぐし、目を休める
シャキッとしたさわやかな香り

①洗面器にお湯を入れ、ローズマリーの精油を1～2滴落とす。
②水面に浮いた精油をタオルにしみ込ませるように浸し、よく絞る。
③目を閉じてその上にタオルをのせる。

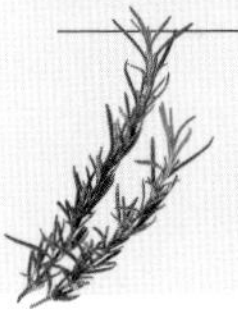

ハーブ苗を育ててみては

活力を与え、血行をよくするローズマリーの香り。比較的育てやすいので、ひと鉢あると便利。ひと枝お湯に浸けて使う。

recipe 2　ツボ

睛明（せいめい）

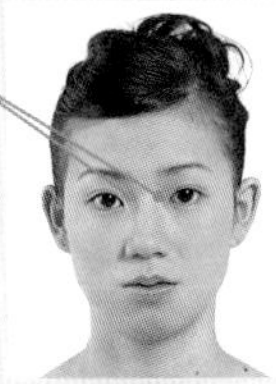

目を潤し、乾燥を改善
眼精疲労や目の充血に

[探し方] 鼻の根元と目頭の内側のくぼみ。

[押し方] 親指と人差し指を左右のツボにあて、静かに押しもむ。ツボにあてた指を4～5秒押し下げ、同様に押し上げる。

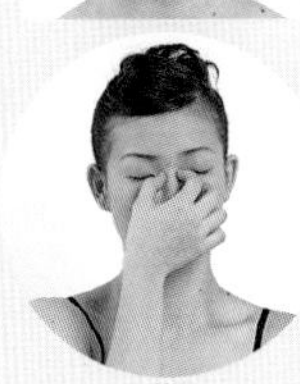

寝る前　いつでも

木 火 土 金 水

かぜ

邪気「風」が侵入しています。早めの対応で体表から追い出しましょう。

気虚 気滞 血虚 瘀血 水滞 風熱 風寒

❖漢方的な考え方では

かぜは風邪と書きあらわされるように、主に邪気「風」が体内に侵入して引き起こす症状です。邪気はまず体の表面を襲うので、こじらせる前に体表から追い出すことが大切です。初期のかぜはぞくぞく寒気を伴う「風寒」と、発熱して喉の炎症などを伴う「風熱」があります。長引きくり返すかぜは、「気」が不足している状態だと考えます。

ライフスタイルの改善点

気虚 風寒 風熱

風寒タイプは、体を温めて発汗させましょう。しょうが湯や、ねぎみそ汁がおすすめ。風熱タイプは、水分補給をしながら、熱を冷ます。梨や大根をすりおろしたものがおすすめ。下痢や吐き気を伴う場合は、体内の余分な水分が原因。消化のよいものを食べて、胃腸の働きを整えます。

おすすめ漢方薬

葛根湯（かっこんとう）／**荊芥連翹湯**（けいがいれんぎょうとう）／**柴胡桂枝湯**（さいこけいいしとう）

recipe 1 芳香

香りの力でかぜを撃退

風寒・風熱

かぜのタイプで精油が異なる

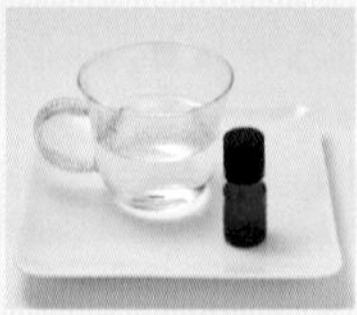

寒気がするかぜのときは、ユーカリやティートリーなどすっきりとした香りがおすすめ。熱感のあるときは、サイプレスやラベンダーなどさわやかな香りがよいでしょう。ハンカチやティッシュ、マグカップに精油を落とすと香りが広がります。

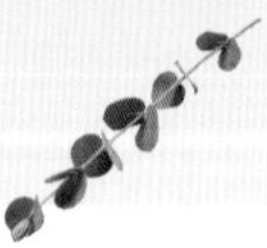

recipe 2 ツボ

大椎（だいつい）

解熱や免疫力アップ

かぜの症状に

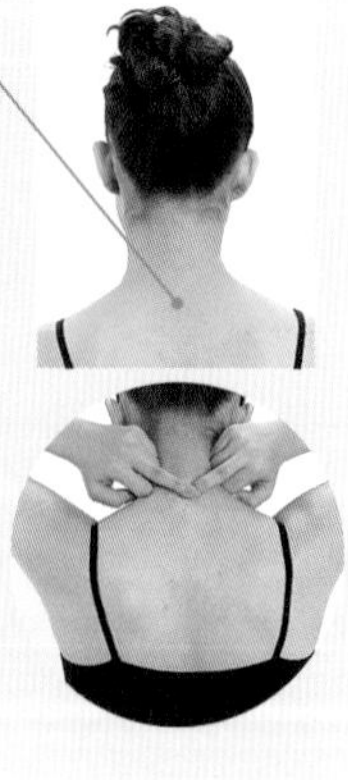

[探し方] 首を前に倒したときに襟首のところで飛び出る骨のすぐ下。

[押し方] 頭を下げて、両手の中指を重ねてツボにあて、指圧する。1回20秒、6回刺激する。

寝る前

咳・痰

喉や胸にたまったものを外に出す働きが咳と痰にはあります。

気虚　気滞　血虚　瘀血　水滞　風

漢方的な考え方では

疲れや食生活の乱れなどで「気」が不足すると、邪気「風」が侵入し、喉の炎症、咳や痰が起こります。体内に熱がこもると、黄色いねばねばした痰が出ます。反対に体内に冷えがあると、白や無色で水っぽい痰がたくさん出ます。また、空気が乾燥して潤いが不足すると、乾いた咳が出ます。

ライフスタイルの改善点

気虚　水滞　風

呼吸器を担う五臓の「肺」を潤す豆腐、梨やはちみつなどをとり入れてみましょう。「気」が不足すると悪化しやすいので、しっかりと休息をとることも大切です。

おすすめ漢方薬

五虎湯（ごことう）／**麦門冬湯**（ばくもんどうとう）

recipe 1　薬膳

大根あめ

大根とはちみつで
喉をすっきりさせる

かぜや乾いた咳が出るときに試してほしい民間療法のひとつです。

①広口瓶に1cm角に切った大根を入れ、大根がかぶるほどひたひたにはちみつを入れる。

②2～3時間で大根の水分が上がってくるので、上澄みをスプーンですくってそのまま飲む。あるいはお湯で割って飲む。

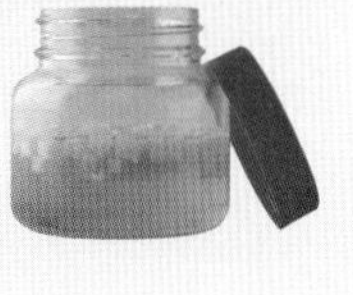

recipe 2　ツボ

天突（てんとつ）

「肺」の「気」を巡らせて
喉の症状をやわらげる

[探し方] 首の付け根で、左右の鎖骨の間にあるくぼみ。

[押し方] 人差し指をツボにあて、喉元から下へ、喉が苦しくない程度に押し込むように押す。1回6秒、10回刺激する。

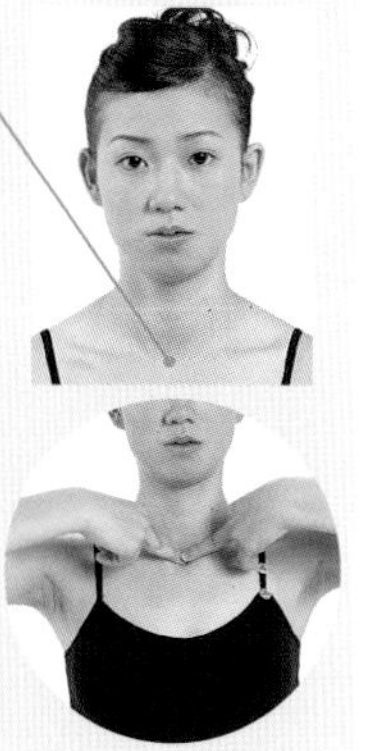

寝る前　お風呂上がり

木 水 火 金 土

鼻水・鼻づまり

「風」の邪気の影響で
鼻の通りが悪くなっている状態です。

気虚 気滞 血虚 瘀血 水滞 風寒 風熱

漢方的な考え方では

呼吸器を担う五臓の「肺」は鼻と通じています。体内に余分な「水」がたまっていると、「風寒」の影響を受けたときに、たらたらとたれるような水っぽく透明や白の鼻水が出て、鼻づまりを起こします。「風熱」の影響を受けると、黄色く粘る鼻水が出て鼻がつまります。

ライフスタイルの改善点

水滞 風寒 風熱

「風寒」タイプはねぎやしょうがなど体を温める食材を、「風熱」タイプは熱を冷ます大根、菊花やミントをとり入れましょう。

おすすめ漢方薬

小青竜湯（しょうせいりゅうとう）／**葛根湯加川芎辛夷**（かっこんとうかせんきゅうしんい）／**辛夷清肺湯**(しんいせいはいとう)

recipe 1 薬膳

菊花ミント緑茶

「風熱」タイプの
鼻づまりに

体内の余分な熱を冷ます菊花とミントを温かい緑茶に加えてみましょう。すっきりとした香りが鼻の通りを促します。フレッシュな菊花とミントでも、ドライハーブでもOK。

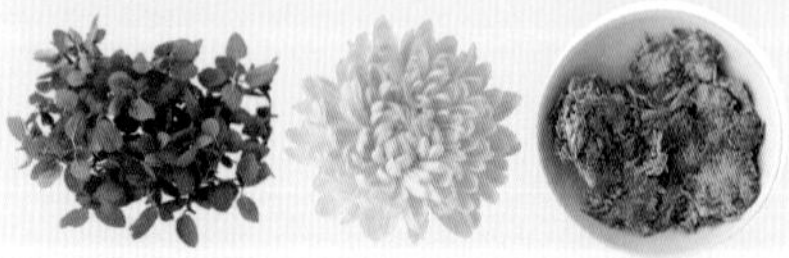

recipe 2 ツボ

迎香（げいこう）

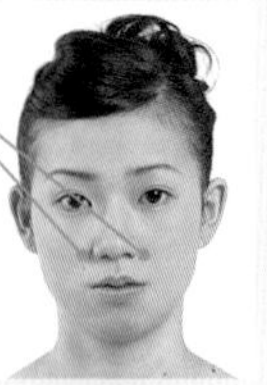

鼻づまりや鼻水
鼻のさまざまな症状に

[探し方] 鼻の両脇、小鼻のすぐ横。

[押し方] 両手の人差し指をツボにあてて押し、パッと力を抜く。1回10秒、強めに押しては離すを5回。

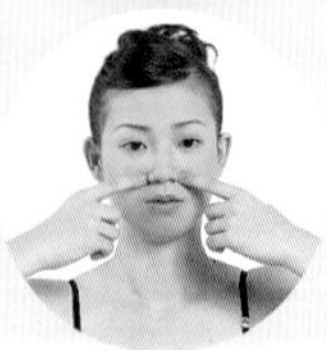

寝る前 いつでも

木 火 水 金 土

花粉症

「風」の邪気と「水」の滞りの影響です。
体内の水分のバランスを整えましょう。

気虚 気滞 血虚 瘀血 水滞 風寒 風熱

漢方的な考え方では

かぜと同様、花粉症も「風」の邪気が体表から侵入して起こる症状のひとつです。さらに、体内の水分バランスが乱れると、余分な水分があふれ出し、鼻水やくしゃみを生じます。邪気を防御するのは「気」の働きなので、「気」を補い、「水」を巡らせることが大切です。

ライフスタイルの改善点

気虚 水滞 風寒 風熱

体のバリア機能が低下していると、アレルギー症状は悪化します。「気」を補うなつめやいも類などをとり入れてましょう。とくに水滞タイプは、体を冷やさないように心がけて、水分のとりすぎを控えましょう。

おすすめ漢方薬

小青竜湯（しょうせいりゅうとう）／**荊芥連翹湯**（けいがいれんぎょうとう）／**補中益気湯**（ほちゅうえっきとう）

recipe 1 マッサージ

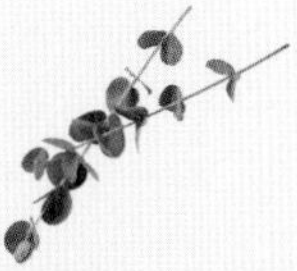

ユーカリ精油

かぜや花粉症など
感染症の予防に免疫力アップ

ユーカリの精油数滴をマッサージオイルに加え、迎香や印堂のツボをマッサージしましょう。お部屋で芳香浴をするのもいいでしょう。

①迎香のツボに塗りこんで、指を垂直にツボにあてて5秒間、押しもむ。3セット。

②オイルを印堂のツボに塗りこみ頭の重みで押すイメージで5秒間、3セット。

recipe 2 ツボ

印堂（いんどう）

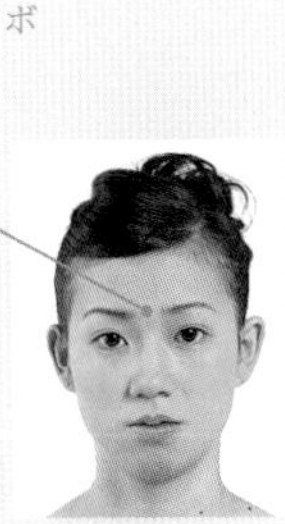

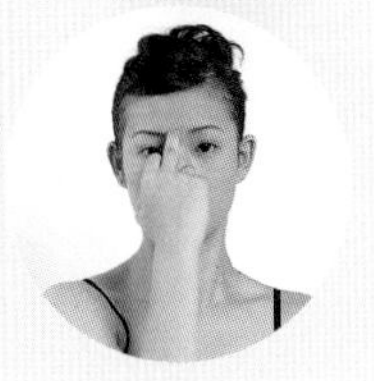

血行を促して
鼻の粘膜を強化

[探し方] 顔の中心線上、左右の眉毛の中間。

[押し方] きき手の中指に人差し指を重ねてツボにあて、ゆっくりと強めに押す。1回6秒、10回刺激する。

寝る前　いつでも

足のつり

「血」の不足で足がつる。「血」を補って滋養しましょう。

気虚　気滞　血虚　瘀血　水滞

漢方的な考え方では

過労や睡眠不足、パソコンやスマホの使いすぎによって体内の「血」が不足したことが原因です。高齢者でよく足がつるのも、加齢による「血」の消耗が原因です。また、激しい運動後に足がつるのは、筋肉に栄養を送る「血」が不足しているため。目や頭を含め、体をしっかり休めて「血」を補い、滋養しましょう。

ライフスタイルの改善点

血虚

栄養と潤いを与える「血」が不足しているので、ドライフルーツやナッツ、肉類を食生活にとり入れましょう。熱いお風呂や長風呂は、立ちくらみなどを引き起こすことがあるので避けましょう。

おすすめ漢方薬

芍薬甘草湯（しゃくやくかんぞうとう）／**六味地黄丸**（ろくみじおうがん）

recipe 1　バス

ローズマリーの足湯

足元から巡る
ローズマリーの香り

「血」を巡らせてこりや痛みをとるローズマリーの香りを楽しみながら、足を温めましょう。血虚タイプの人は長湯ができないので、足湯でじっくりと温めるのがおすすめ。香りがストレスや疲れを癒して、リラックスできます。ローズマリーは精油でも、ドライハーブでも、フレッシュハーブでもOKです。

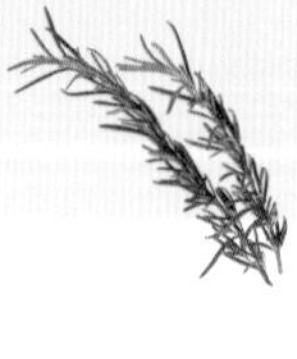

recipe 2　ツボ

腎兪（じんゆ）

「腎」の機能を活発にし
腰から下半身を温める

[探し方] ウエストの高さで背骨（第2腰椎）の中心から指幅2本分、外。

[押し方] 両手を腰にあて、ツボの部分を親指で押しもむ。痛みが強いときはあまり強くもまないこと。1回10秒、10回刺激する。

寝る前

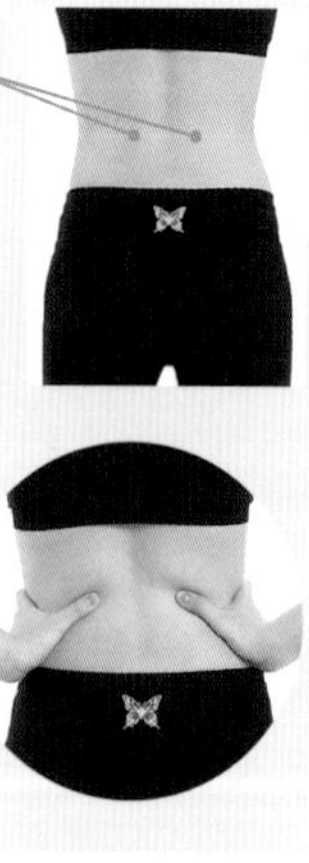

第3章

肌・心・体を整えるライフケア

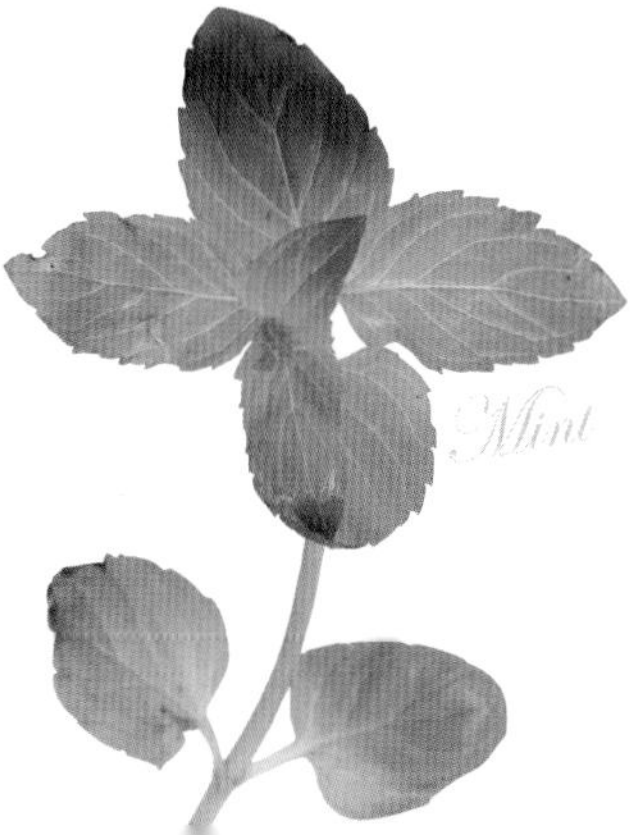

精油・和漢植物の活用

はじめる前に

体質タイプや体調に合った植物の力を活用してみましょう。材料は、一般の薬局や漢方薬局、アロマテラピーの専門店などで購入できます。無香料の化粧水やマッサージオイル、シャンプーなどに、お好みの香りの精油や、体質に合った和漢植物エッセンスを加えれば、日々のライフケアのひとつとして楽しむことができます。香りや効能を逃さないためにも、使用する際に、少量ずつ精油やエッセンスを加えて使いましょう。

注意すること

本書で紹介している精油や和漢植物を使ったレシピでは、保存料などを一切加えていません。基本的には作ったら早めに使い切るようにしましょう。精油や和漢植物エッセンスは、光や熱、空気や湿度などの影響を受けやすく、成分が変化してしまうため、遮光瓶に入っています。一時的に保存する容器も、光を通しにくいブルーや茶色の遮光瓶や遮光スプレー容器がおすすめです。ただし、その日のうちに使い切るなら、こだわらなくてもよいです。容器は、使用する前に必ず煮沸などして殺菌しましょう。

精油と和漢植物エッセンスの取り扱い方

市販の精油や和漢植物エッセンスは、製品により取り扱い方が異なる場合があります。ここでは、基本的な注意事項をまとめました。取り扱いに注意して、植物の香りや効能を楽しみましょう。

1. 原液を肌につけない

精油を肌に使う場合は、必ず植物油か精製水で希釈して使いましょう。ただし、ラベンダーの精油は、原液のまま肌につけてもよく、火傷や切り傷の痕を残しにくくします。和漢植物エッセンスは、肌につけても大丈夫なものが多いのですが、製品によって異なります。必ず、使用上の注意を確認しましょう。

2. 飲まない

独自の判断で精油や和漢植物エッセンスを飲んではいけません。ハーブ（フレッシュやドライ）や生薬と混同しないように注意してください。

3. 肌につける前にパッチテスト

精油や和漢植物エッセンスを加えたマッサージオイルなどを使う前には、必ず腕の内側に適量塗ってパッチテストを行いましょう。24 〜 48 時間放置して、肌が赤くなる、かゆみが出るなどの異常が出たら、使用を中止してください。

4. 効能と危険性

妊娠中や高血圧などの人、また、子どもへの使用は、医師や専門家に相談の上行いましょう。赤ちゃんへの使用は控えてください。バスソルトなどを共同の浴槽で使用する場合は、家族の体調を考えてから使用しましょう。

5. 火気&キッチンはNG

精油や和漢植物エッセンスは、引火する可能性があるので、火を使う場所では十分に注意しましょう。また、光や熱、空気などの影響を受けると成分が変わりやすいので、使用後はキャップをすぐ閉めて、冷暗所で保管するようにしましょう。

6. 専門店で購入する

はじめて精油や和漢植物エッセンスを買う場合は、専門的知識のあるスタッフにアドバイスをもらうとよいでしょう。基本的な知識や使い方、注意点などを相談しながら選ぶことができるので、おすすめです。

	香	肌	飲	火気	冷暗所
精油	◎	×	×	×	○
和漢植物エッセンス	×	△	×	×	○

バスソルト

お好みの和漢植物エッセンスや精油を天然塩に加えて、そのまま湯船へ。敏感肌の人でも安心してアロマバスが楽します。

[材料]
和漢植物エッセンス、または精油 5～6滴、岩塩 25g

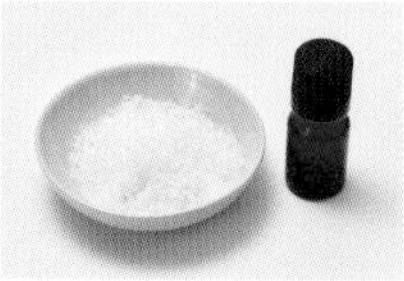

[作り方]
1 岩塩に和漢植物エッセンス、または精油を加える。
2 湯船に入れてよく溶かし、約20分ゆっくりと入浴する。

アロマバスに使える目的別精油&エッセンス

●**血行促進系**：レモン、ローズマリー
●**潤い系**：カモミール、サンダルウッド、ニンジン、ローズ
●**リフレッシュ系**：カモミール、ジャスミン、ゼラニウム、ティートリー、ペパーミント、マンダリン、ラベンダー、レモン、ローズマリー
●**デトックス系**：サイプレス、ゼラニウム

ヨクイニンパック

洗い上がりのつっぱり感がなく、毛穴の汚れもしっかり落ち、すっきりします。肌を明るくする効果も期待できます。

[材料]
ヨクイニン粉末 20g、和漢植物エッセンス 約6滴、精製水 適量、はちみつ 少々

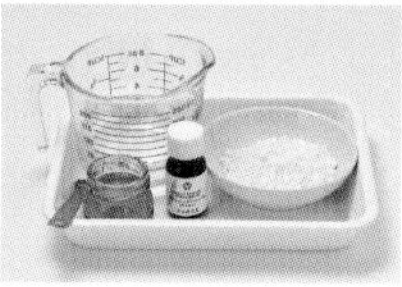

[作り方]
1 ヨクイニン粉にお好みの和漢植物エッセンスを6滴落とす。
2 **1**に、精製水を少しずつ加えて混ぜ、粉っぽさがなくなるまで混ぜる。はちみつを加えるとなめらかに仕上がる。

2
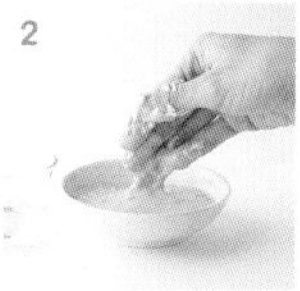

3 洗顔後、水気を拭きとった顔全体にまんべんなく塗り、5分経ったら、水かぬるま湯で洗い落とす。

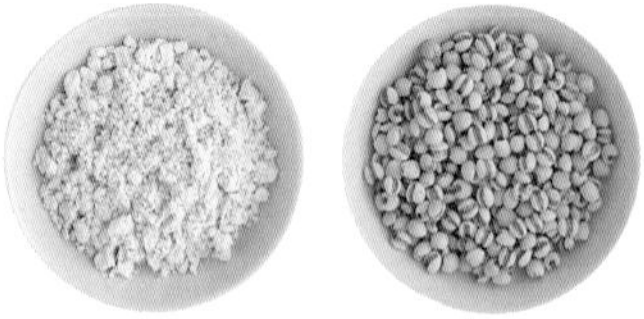

ヨクイニン

「ヨクイニン」と呼ばれる生薬でもあるはとむぎは、古くからイボ取りとして民間で用いられ、「水」を巡らせて膿をとり除くという特徴がある。はとむぎは、粉末や粒状のものがあるので、用途に合わせて選ぶことができる。

芳香浴

部屋に置いて、香りを楽しみましょう。鼻から吸って口から吐くように大きく深呼吸をします。携帯したいときは、ティッシュやハンカチに精油を1滴落とすのもよいでしょう。

[材料]
精油1～3滴、
熱いお湯

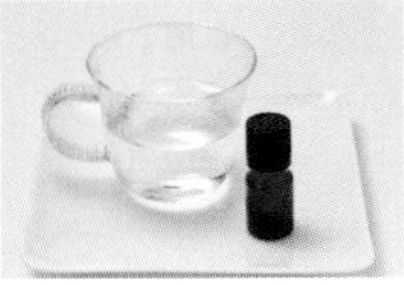

[作り方]
1 マグカップなどに熱いお湯を入れる。
2 お好みの精油を**1**に落とす。

マッサージオイル

保湿効果に優れたホホバオイルに、お好みの精油を加えて使います。精油は単品でも複数でも総分量は同じにしてください。

[材料]
精油 5滴
ホホバオイル 10mℓ

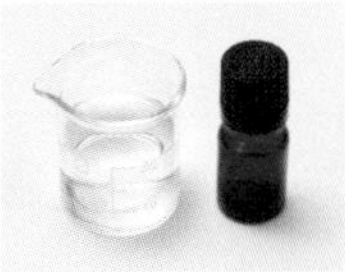

[作り方]
1 お好みの精油とホホバオイルを容器でよく混ぜ合わせる。体につけて、マッサージする。

フェイシャルスチーム

温かい蒸気をあてることで肌の血行がよくなり、肌や心をゆるめる香りが「気」を巡らせて緊張をほぐします。フェイシャルスチームの後、ツボ押しや、マッサージオイルを使って「美顔リンパマッサージ」をするのもおすすめ。

[材料]
和漢植物エッセンス、
または精油1～2滴、
熱いお湯、タオル

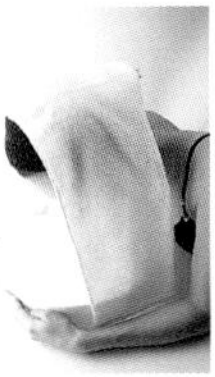

[作り方]
1 洗面器に湯気が立つほどの熱い湯を入れる。
2 和漢植物エッセンス、または精油を**1**に落とす。
3 お湯に20㎝くらいまで顔を近づけ、頭からタオルをかぶる。
4 目を閉じて3～5分蒸気を顔にあてる。

ルームスプレー

気分転換やストレス解消に。遮光の保存スプレーに入れれば冷暗所保存で2週間ぐらいは使用可能です。

[材料]
精油 4～6滴
精製水 100mℓ

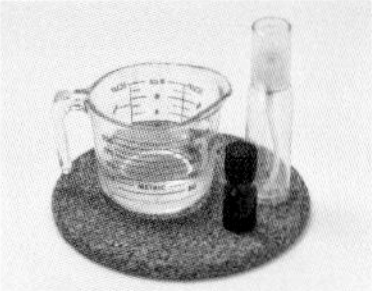

[作り方]
1 お好みの精油と精製水をスプレー容器に入れてよく混ぜ合わせる。

マッサージ

❖はじめる前に

肌は、体の一番外側にあるため、自分で見たり触れたりすることができます。女性にとって顔の肌の状態は最も気になるところ。内臓の不調は肌にあらわれるので、肌の状態をチェックしながら、毎日のお手入れの中にマッサージを加えてケアしましょう。マッサージは、自分自身の手のぬくもりを活かして行いましょう。手のぬくもりは、緊張を解いて、肌の表面よりももっと深い部分、心や体にも働きかける力があります。リラックスできる環境で行いましょう。

❖注意すること

マッサージは、体を温めた状態で行うことで、「気」「血」の巡りを整えて代謝を促します。ホットタオルなどで、肩や首だけでも温めてから行うとよいでしょう。リンパの流れに沿って、指の腹や手のひら全体を使い、心地よいリズムと強さでリンパを流す意識で行います。自分自身がリラックスできる精油やエッセンスを加えたマッサージオイルやクリームを使うとより効果的です。

- **リラックスできる環境で行う。**
- **体が温まっているときがよい。**
- **マッサージオイルやクリームを使う。**
- **好きな香りを基本に、体質・体調に合った香りを選ぶ。**

精油と和漢植物エッセンス

「アロマテラピー（芳香療法）」で用いられる精油を使用するときは、ホホバオイルなど植物油で希釈して用いましょう。一方、和漢植物エッセンスの使用方法は製品によって異なります。

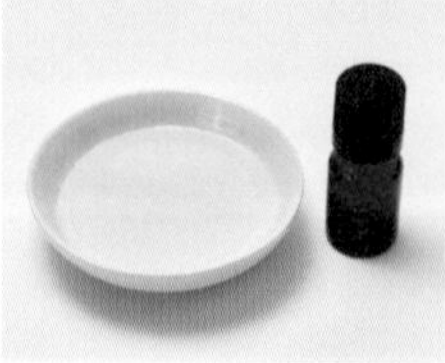

美顔リンパマッサージ

ポイントは、リンパの流れに沿って老廃物を、
耳の前に、それから、エラの後ろに向かって流すこと。
最後に、エラの後ろから鎖骨のくぼみに向かって
しっかりと流しましょう。

耳前リンパ腺

疲れ目や充血、鼻や耳、喉の炎症を鎮めます。
気になる目尻の小じわを改善し、
偏頭痛の予防効果も期待できます。

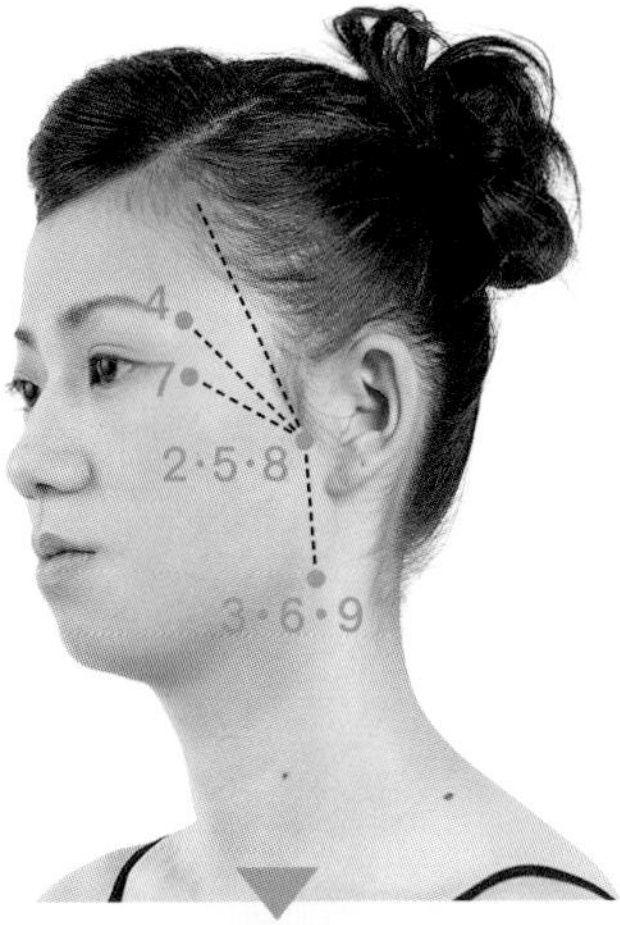

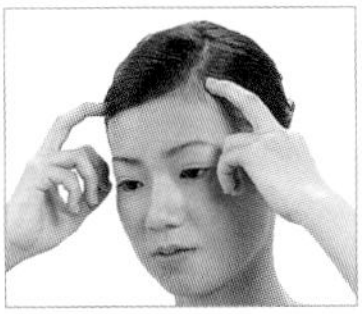
1 中指で、額から耳の前に向かって流す。

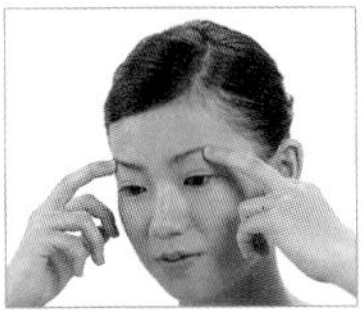
4 中指で、眉尻から耳の前に向かって流す。

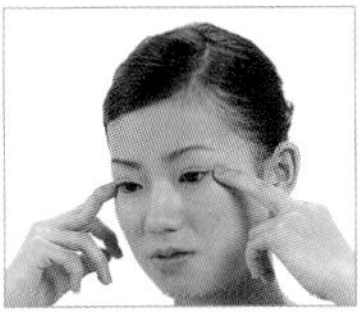
7 中指で、目尻から耳の前に向かって流す。

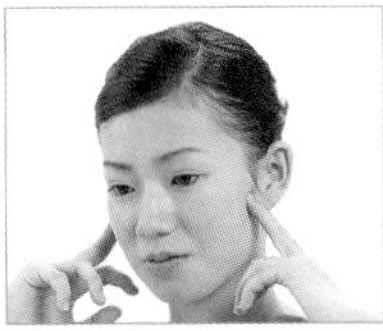
2・5・8 耳前からエラの後ろに向かって流す。

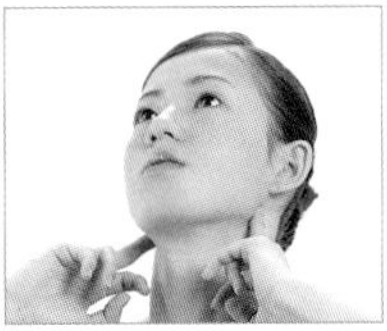
3・6・9 首を少し後ろにそらしてエラの後ろで止める。

10

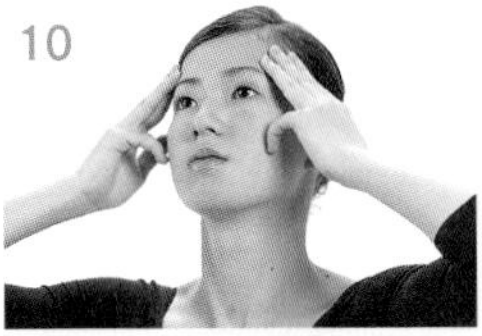
人差し指、中指、薬指で額から目尻に向かって流す。

11

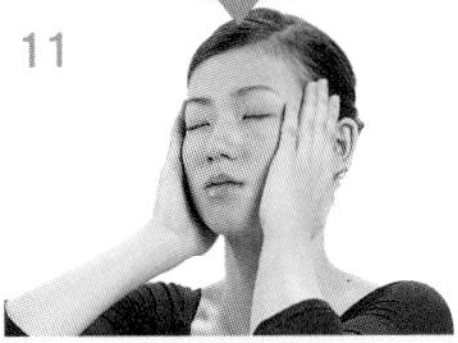
両手のひらで頬を温めて、上下にやさしく動かす。

全体の流れ

1 額
↓
2 耳前
↓
3 エラの後ろ

4 眉尻
↓
5 耳前
↓
6 エラの後ろ

7 目尻
↓
8 耳前
↓
9 エラの後ろ
…ここまでを6セット

10 額をマッサージ
↓
11 頬をマッサージ
…ここまでを2セット

頬リンパ腺／顎《がく》リンパ腺

美肌効果のほか、
目の疲れや目の下のクマ、むくみを改善します。
口内炎の予防、花粉症や鼻炎の症状緩和にも。

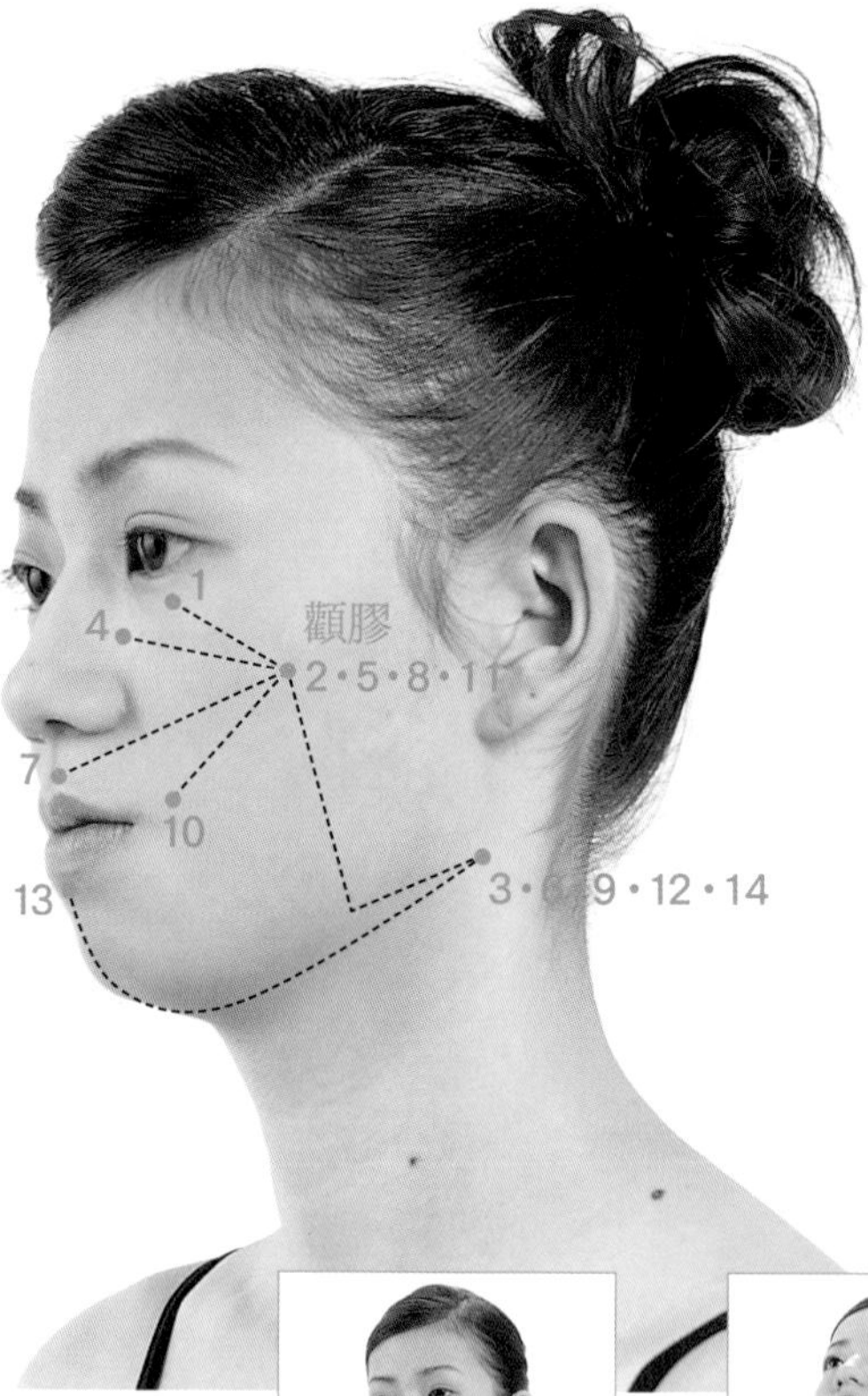

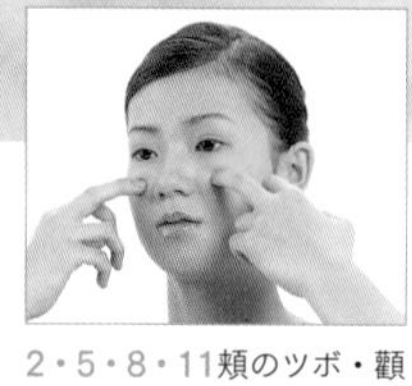

2・5・8・11頬のツボ・顴髎からまっすぐ下に流し、フェイスラインに沿ってエラの後ろに向かって流す。

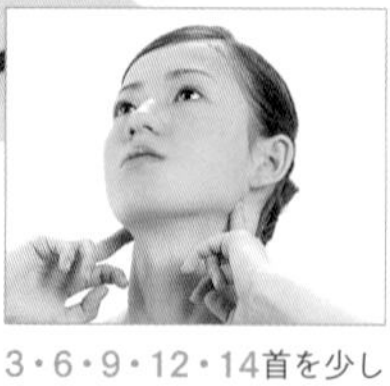

3・6・9・12・14首を少し後ろにそらしてエラの後ろで止める。

全体の流れ

頬リンパ腺

1 目の下
↓
2 顴膠
↓
3 エラの後ろ

4 鼻の横
↓
5 顴膠
↓
6 エラの後ろ

7 鼻の下（上唇の中央）
↓
8 顴膠
↓
9 エラの後ろ

10 口角
↓
11 顴膠
↓
12 エラの後ろ

顎リンパ腺

13 下唇の下(あごのくぼみ)
↓
14 エラの後ろ
…ここまでを6セット

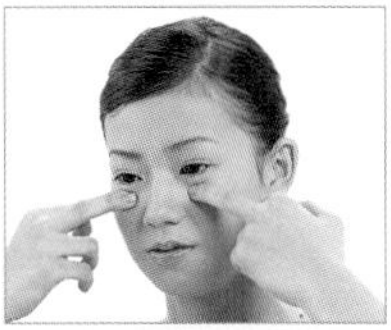

1 中指で、目の下から頬のツボ・顴膠に向かって流す。

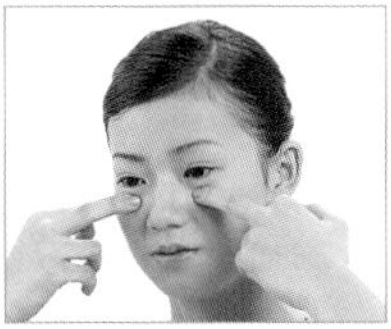

4 鼻の横、真ん中あたりに中指を置き、頬のツボ・顴膠に向かって流す。

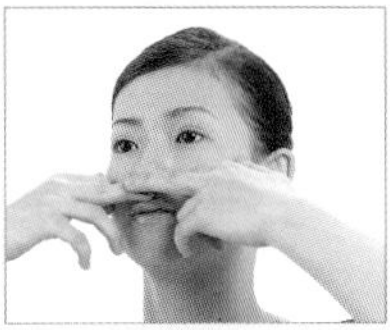

7 鼻の下、上唇の中央上に中指を重ねて置き、左右に滑らして、頬のツボ・顴膠に向かって流す。

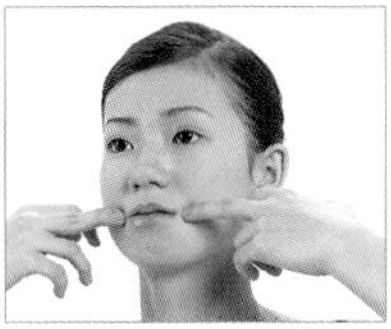

10 中指で、口角から頬のツボ・顴膠に向かって流す。

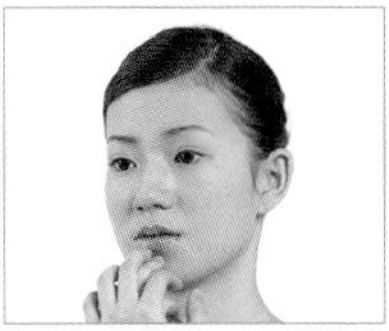

13 下唇の下、あごのくぼみに中指を重ねて置き、顎を通ってフェイスラインに沿って左右に滑らし、エラの後ろに向かって流す。

顴膠（けんりょう）

皮膚に潤いを与える
肌のトラブル全般に

[探し方] 両頬の頬骨の、最も高いところのすぐ下。

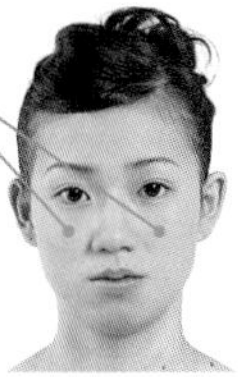

頭頂部リンパ腺 後頭部リンパ腺

首の皮膚のハリや弾力の強化、首の小じわの予防、頭痛、めまい、肩こりなどの症状を抑えます。

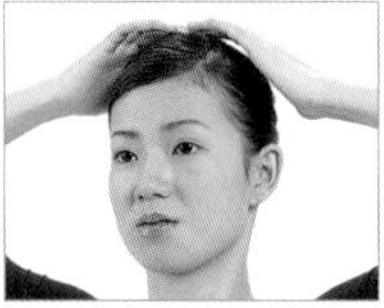

1 中指で、頭頂部のツボ・百会（75ページ参照）から耳の後ろに向かって小さく円を描きながら流す。

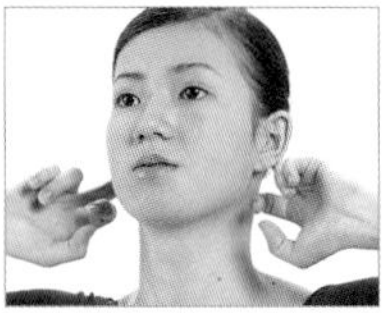

2 耳の後ろからエラの後ろに向かって流す。

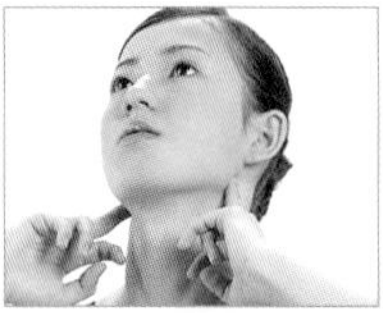

3・6 首を少し後ろにそらしてエラの後ろで止める。

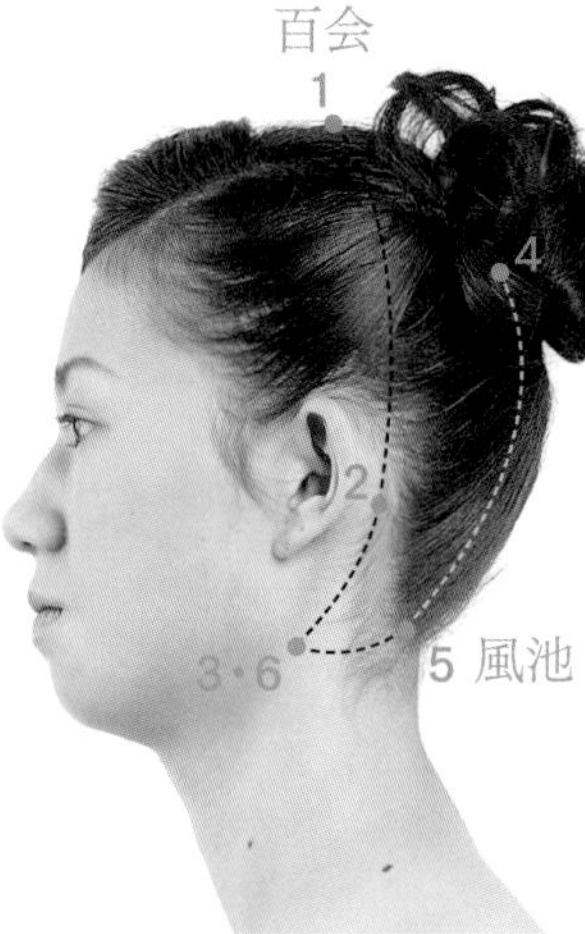

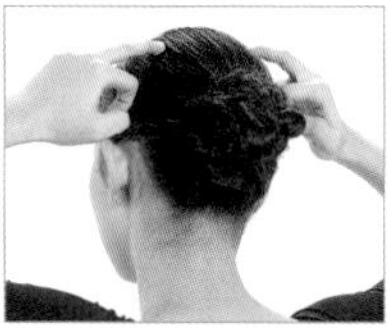

4 中指で、後頭部の小さなくぼみから頚部のツボ・風池（75ページ参照）に向かって小さく円を描きながら流す。

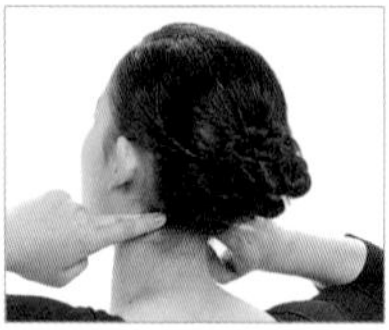

5 風池からエラの後ろに向かって流す。

7

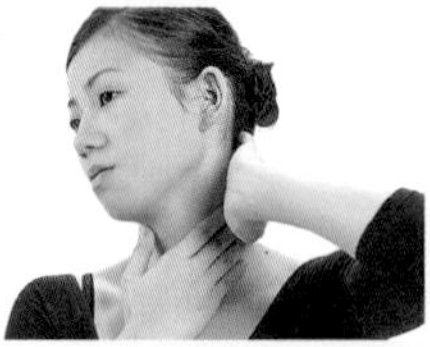

両手のひらで片方ずつ、首の真後ろから首の中心線に向かって流す。このとき顔はマッサージする側と反対側に向けておくとやりやすい。

全体の流れ

頭頂部リンパ腺

1 百会
↓
2 耳の後ろ
↓
3 エラの後ろ

後頭部リンパ腺

4 後頭部
↓
5 風池
↓
6 エラの後ろ …ここまでを6セット
↓
7 首の真後ろからのマッサージ …左右交互に6～10回

咽喉《いんこう》部リンパ腺

体の免疫力を高め、かぜの予防に有効。
喉の炎症を抑えます。
頭部、顔面部の血流がよくなります。

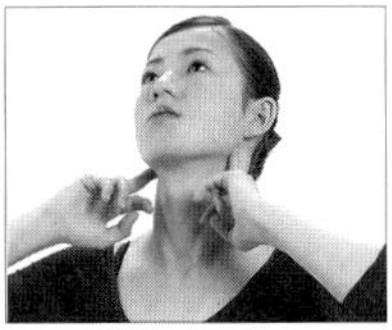

1 首を少し後ろにそらして、中指でエラの後ろから左右の鎖骨の間のくぼみに向かって流す。

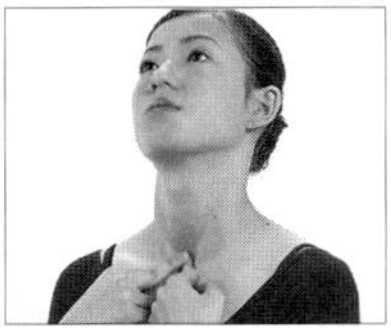

2 中指を重ねて、鎖骨の間のくぼみをやさしく押す。

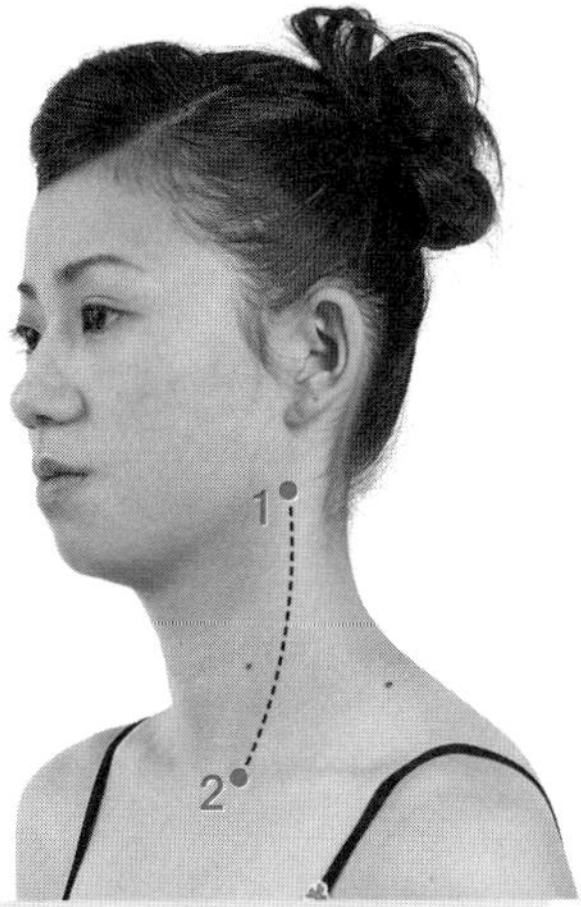

全体の流れ

1 エラの後ろ
↓
2 鎖骨の間のくぼみ
…ここまでを6セット
↓
3 首の付け根からのマッサージ
…左右交互に6～10回

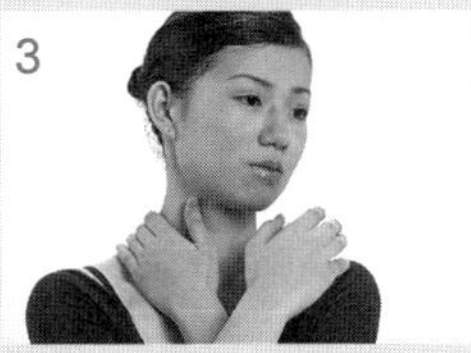

両手のひらで片方ずつ、首の付け根から鎖骨の間のくぼみに向かって流す。この時顔はマッサージする側と反対側からマッサージする側に向かって動かすとやりやすい。

足裏マッサージ

反射区に刺激を与えることで、血液やリンパの流れを促進し、
痛みやこりを緩和させます。
疲労回復、老廃物の排泄、睡眠の向上、心身のリラックスなど、
全身が活性化していきます。

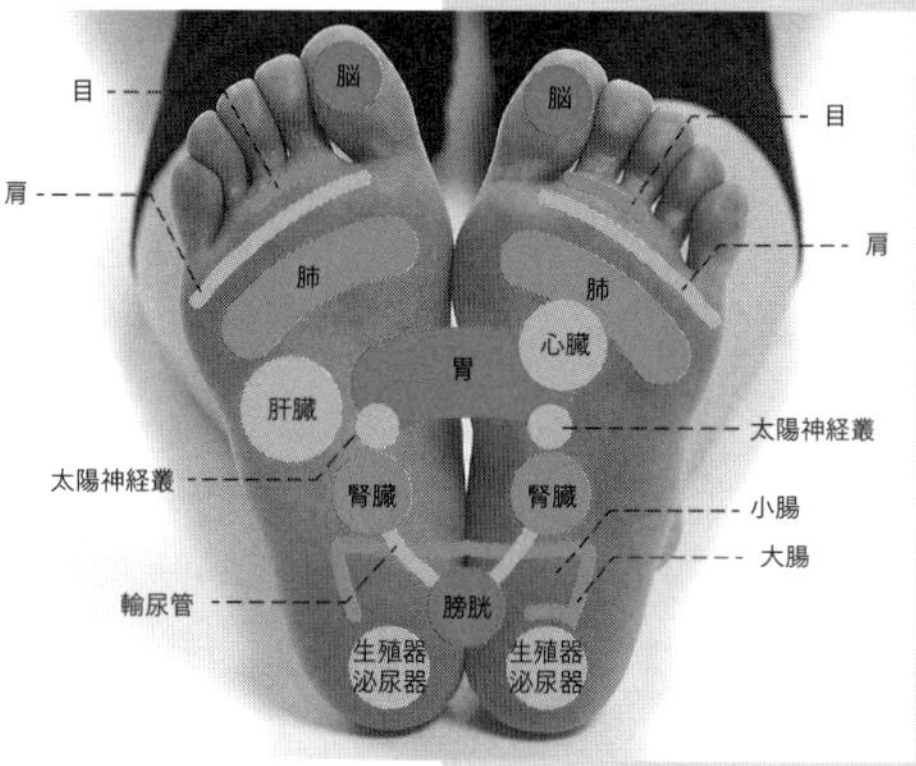

「足は第2の心臓」
人体の縮図といっていいほどの、たくさんの反射区が存在しています。足裏の反射区は左右対称ではないので注意しましょう。心臓は左足裏、肝臓は右足裏にあります。

足先

足先の血流がよくなり、冷え症や足のしびれなどの症状を改善します。

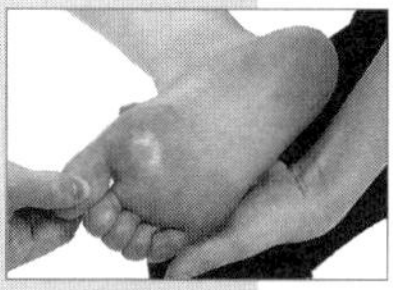

1 手の親指の指先で、足の親指のa.正中線 b.親指の外側 c.内側に沿って、根本から指先までさする。同様にa→b→cの手順で、すべての指をさする。

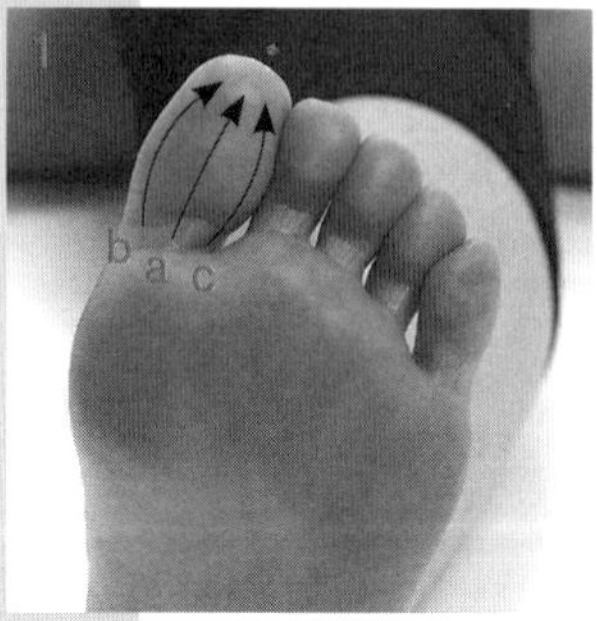

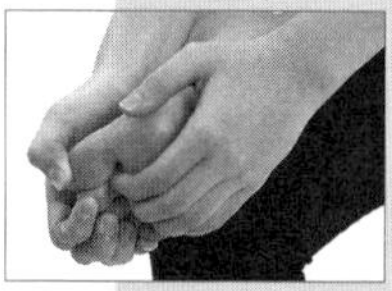

2 手の指4本を揃えて足の指の付け根を押す。

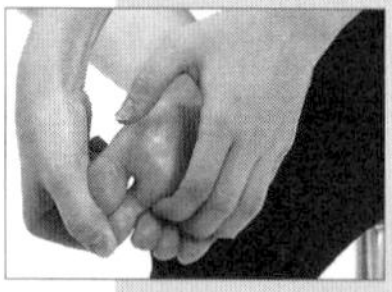

3 足指の付け根に手をあて、横に往復滑らせる。

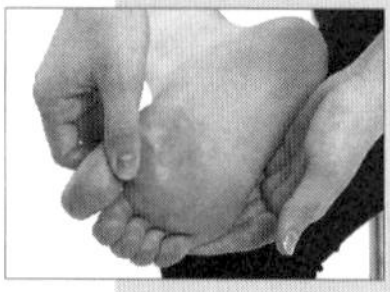

4 手の親指と人差し指で、指の根本を順番にもみほぐす。

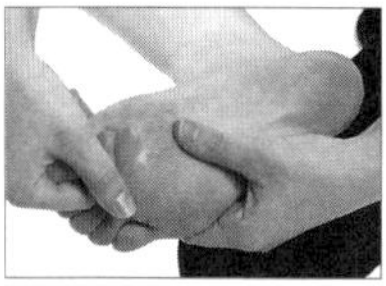

5 手の親指と人差し指で、足指を1本ずつ挟んで引っ張る。

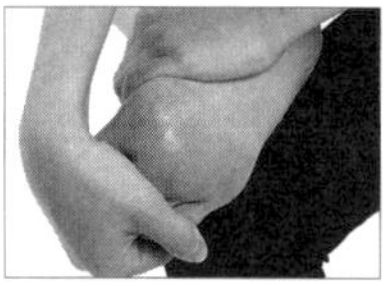

6 手のひらで足の指全体をそらせる。

…ここまでを左右1セット

土踏まずより上

足裏や筋肉の緊張をやわらげて、足の疲れやむくみなどの症状を改善します。

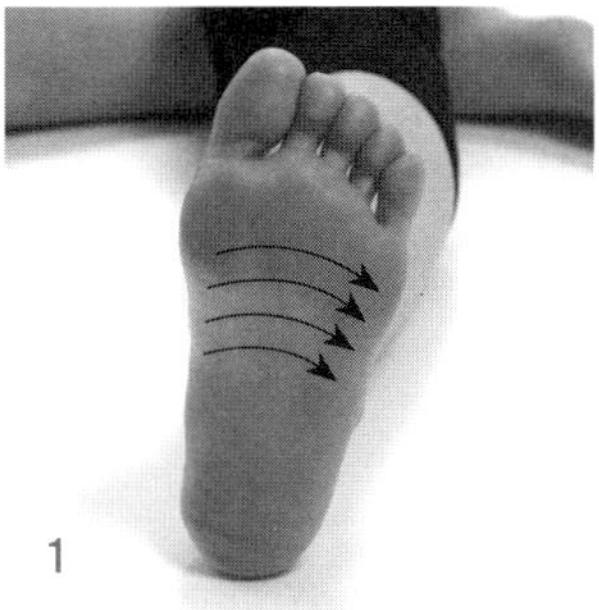

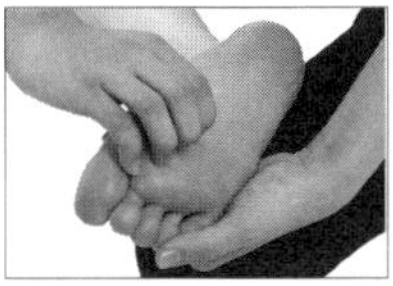

手の指４本を立て、足の親指側から小指側まで押しほぐす。左足には左手を使う。もう一方の手で、足の甲を包み足を少しひねるようにするとより効果的。

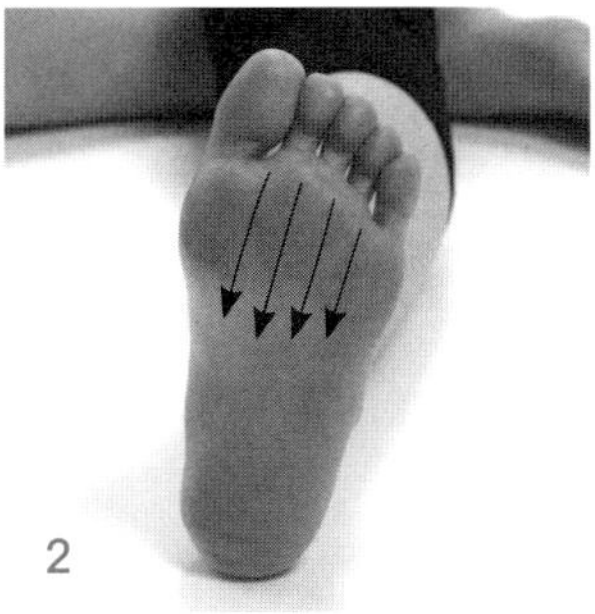

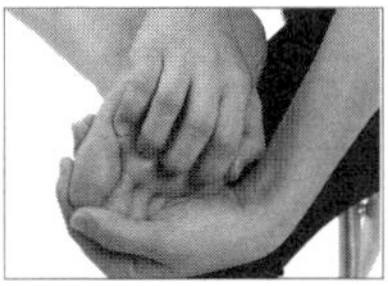

足指の付け根から土踏まずまで押しほぐす。

左足→右足の順に

土踏まず

内臓の反射区が存在するので、内臓の働きをよくします。特に、新陳代謝と消化機能を高めます。

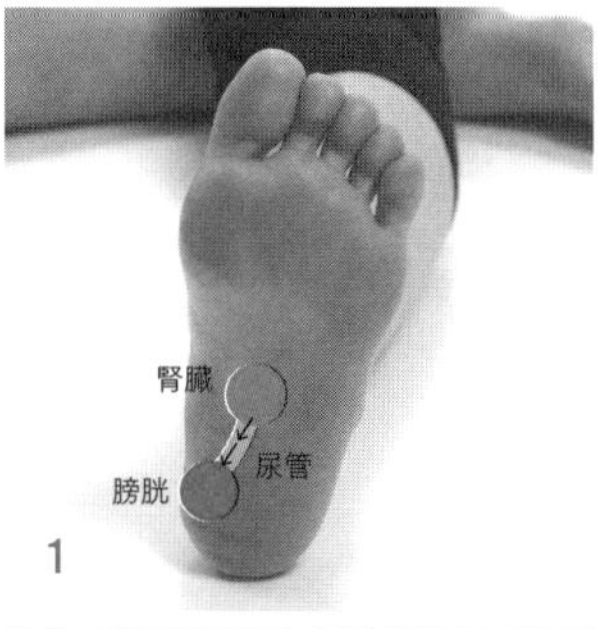

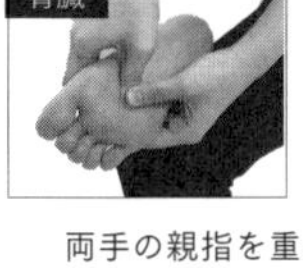

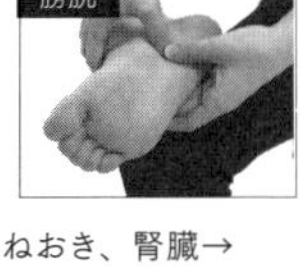

両手の親指を重ねおき、腎臓→尿管→膀胱の順に滑らせる。

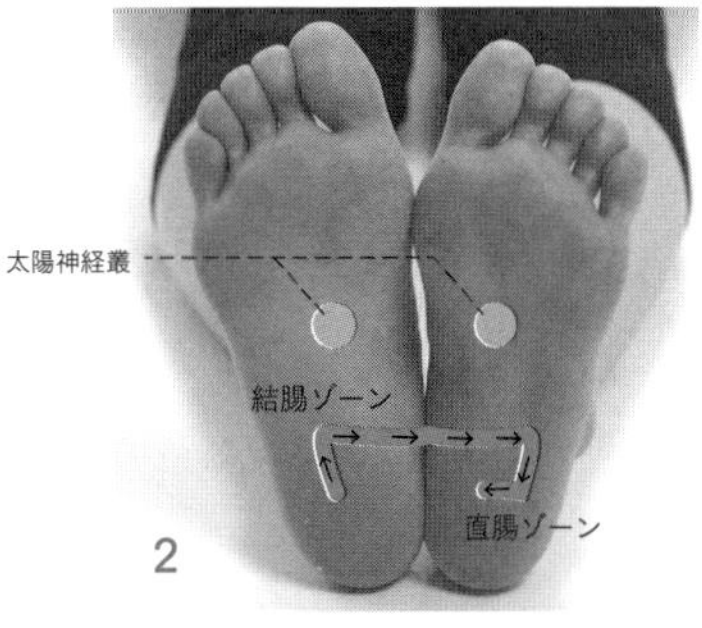

両手の親指を重ねおき、結腸ゾーンに滑らせる。

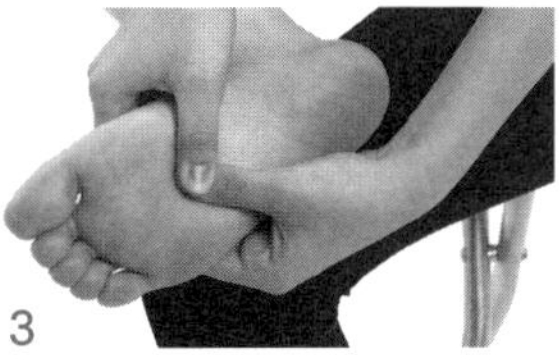

手の親指を重ねて、足裏を十分指圧し、最後に太陽神経叢をもむ。

右足→左足の順に

かかと

「腎」の働きを高め、婦人病や不妊、精力減退や前立腺の疾患などを予防し、生殖器と泌尿器の機能を向上させます。

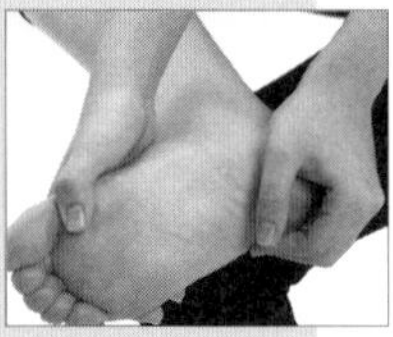

1 足の内側（a）をさする。

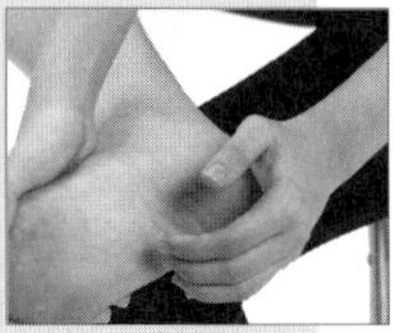

2 かかとの後ろ（b）をさする。

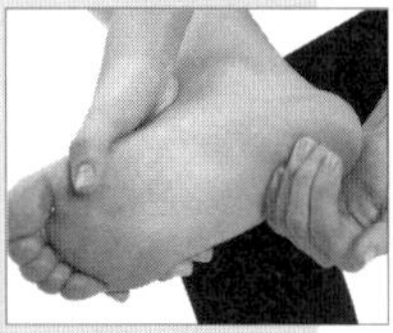

3 足の外側（c）をさする。

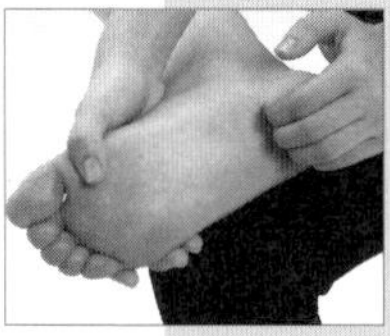

4 かかとの付け根（d）を4本の指で押し、かかとの面を押す。

左足→右足の順に

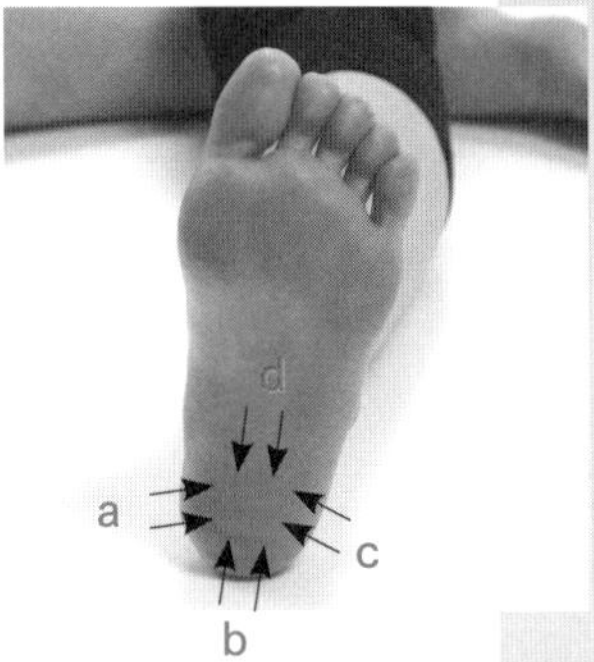

足の甲

足の甲には、胸や上半身のリンパ腺、下半身のリンパ腺があるので、体全体の免疫力を高めます。

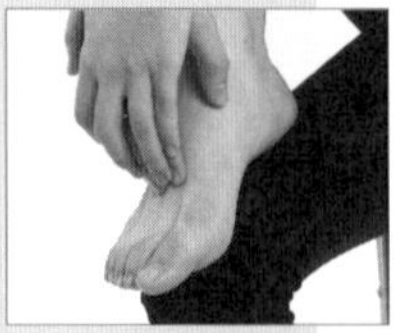

1 両手の手のひらを重ねて手根で、指の間から足先に向かって滑らせる。

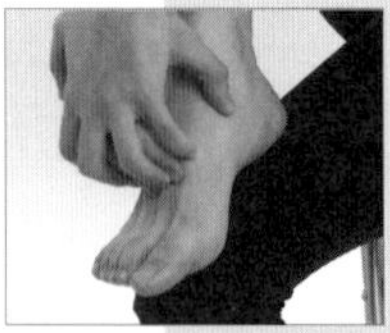

2 手の指4本の指の腹で足の指の間から足首に向かって滑らせる。

左足→右足の順に

内側三角区

生殖器の働きを高めます。特に内側には、子宮、前立腺、尿道、陰茎、膣などの反射区が分布しています。

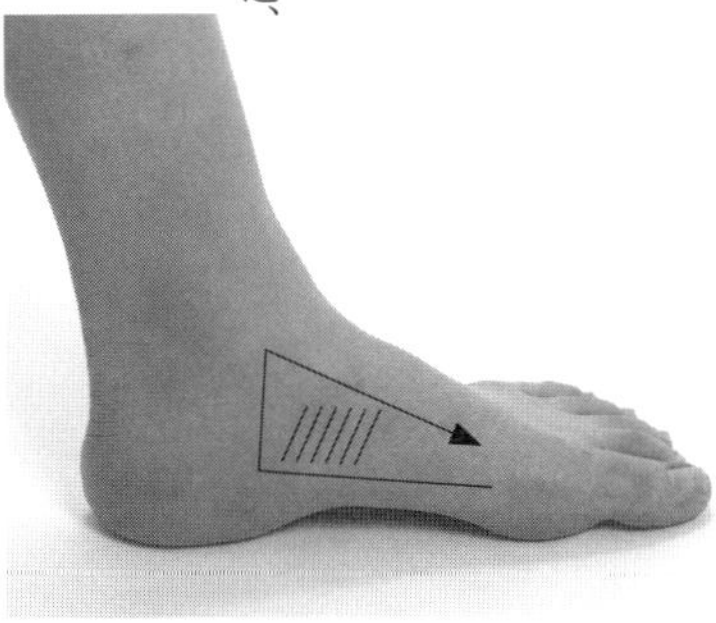

両手の親指を重ねて、足の内くるぶし側の三角区の縁を滑らせる。三角の中もさする。

外側三角区

生殖器の働きを高めます。特に外側には、生殖腺（卵巣、睾丸）の反射区が分布しています。

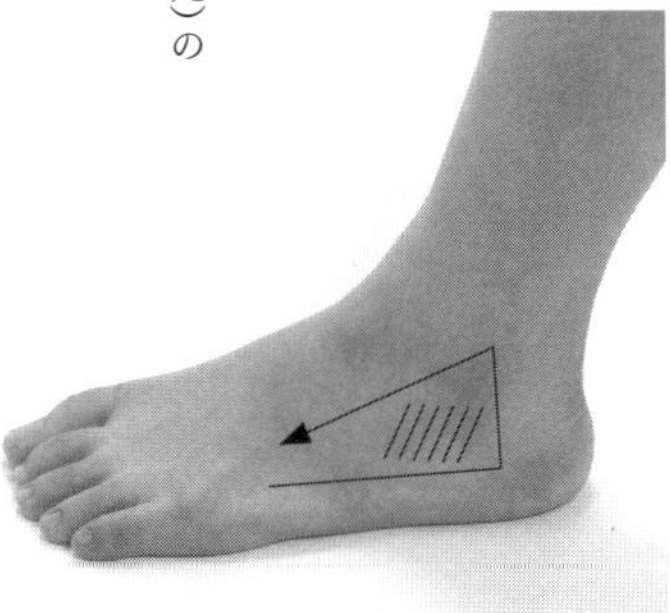

片手の親指で足の外くるぶし側の三角区の縁を滑らせる。三角の中もさする。

足裏マッサージをする前にしっかりと足を温めて

①すねの両側を両手でさすって温める。
②ふくらはぎを両手でもむ。
③足首からひざ裏の膝窩（しっか）リンパ節まで、左右の手で交互にさすり上げる。
マッサージの前後に足浴をするのも効果的。

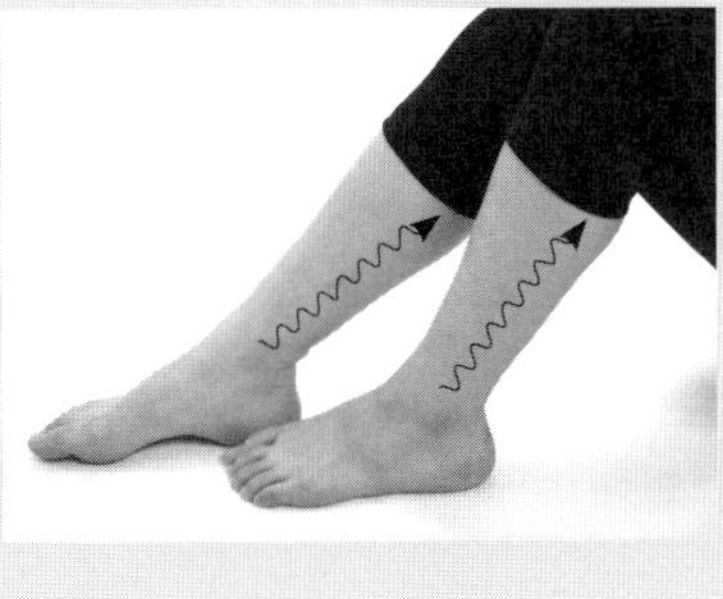

疲れ解消ラップ芯マッサージ

手軽に手に入るもので、簡単にできるマッサージです。
意外と硬くて、ちょうどいい重さがあるラップ芯。
疲れたところをコロコロ転がすと、思った以上にすっきりします。

頭

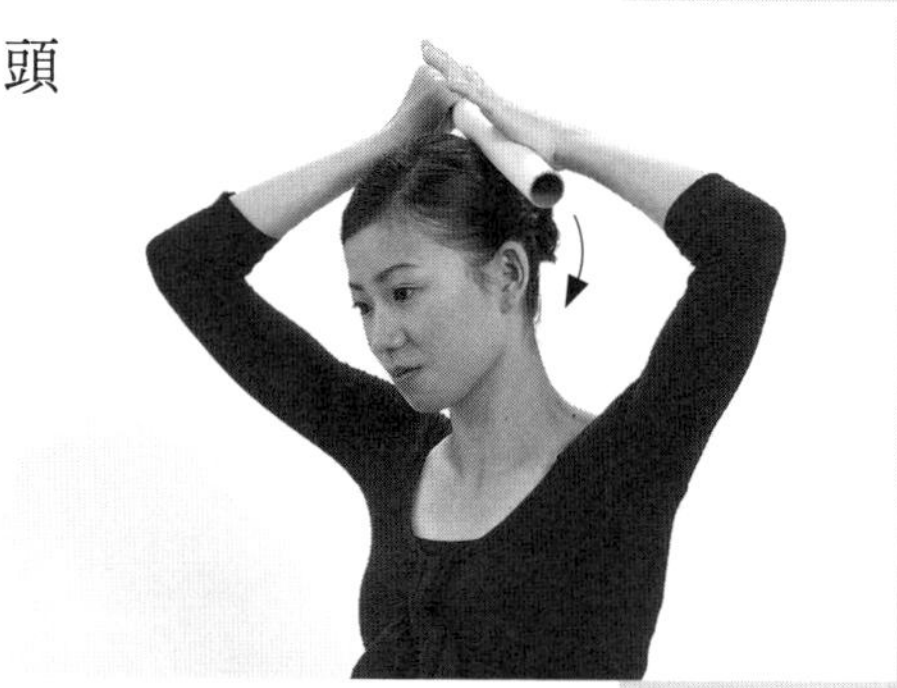

頭全体にラップ芯を転がす

片手でラップ芯の端を持ち、一方の手で芯を押しあてる。頭頂部から、首筋、後頭部、側頭部に向けて転がす。顔を斜め下に向けるとやりやすい。

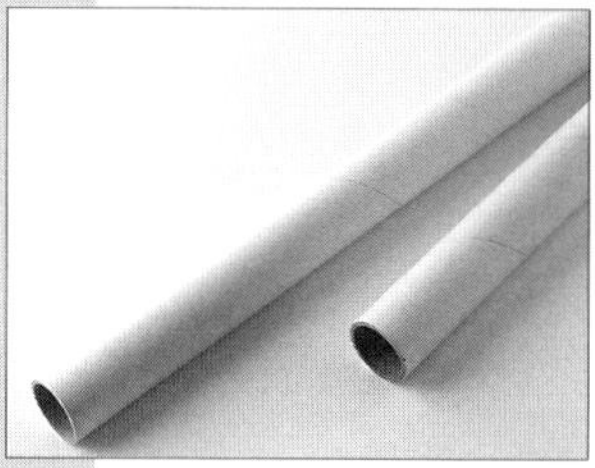

使うのはラップ芯

30cmサイズの家庭用のラップ芯のほか、レストランなどで使われている業務用のビッグサイズ。大柄な人や体が硬く柔軟性のない人には、業務用の方が使いやすい。

肩・背中

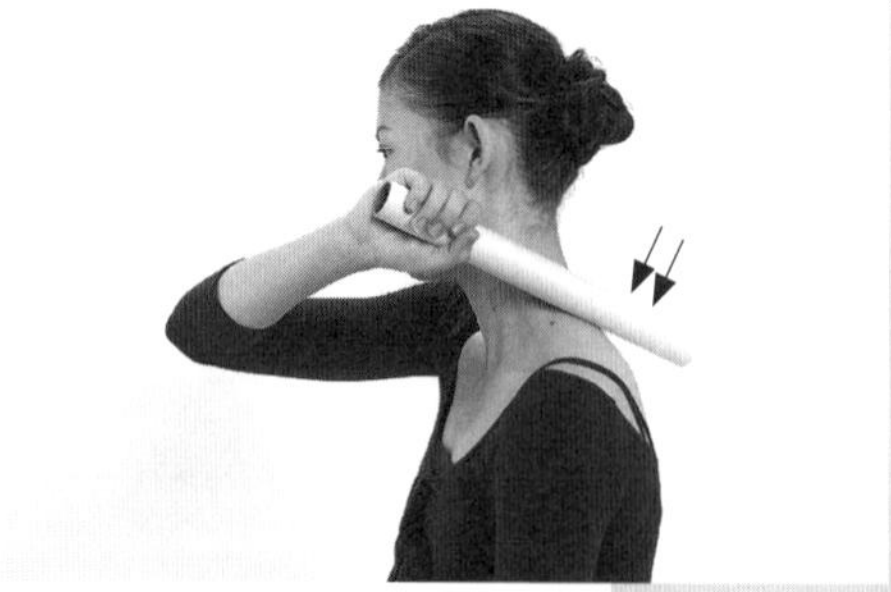

こっているところを叩く

ラップ芯の端を持って、肩や背中のこっているところをリズミカルに叩いて、血行をよくする。

首

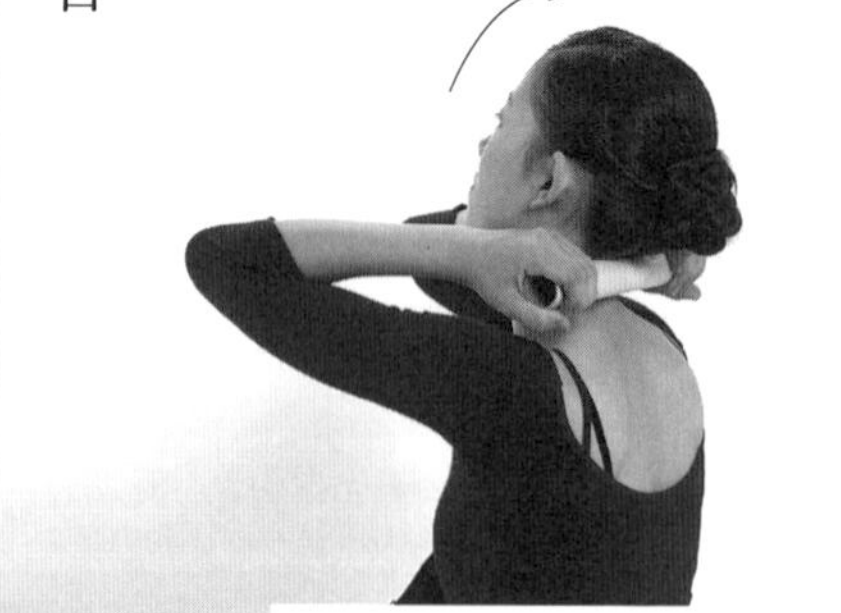

顔を斜め上に向ける

首の後ろに芯をあて、気持ちのよい程度に顔を斜め上に向ける。芯を強くあてると刺激が強いので、無理をしないように。

腰

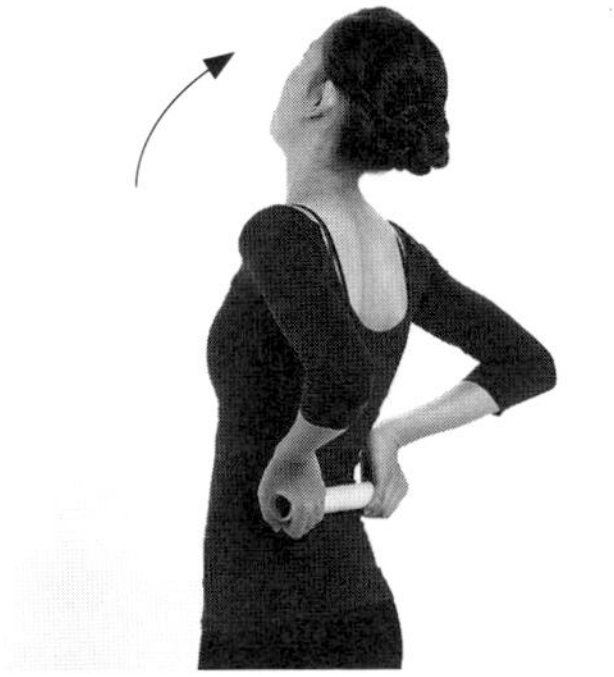

上半身を後ろにそらす

両手でラップ芯の端を持ち、腰の後ろに芯をあてて、手前の方向に押しながら、上半身を後ろにそらす。腕を上下に動かしながら刺激するとよい。

腕

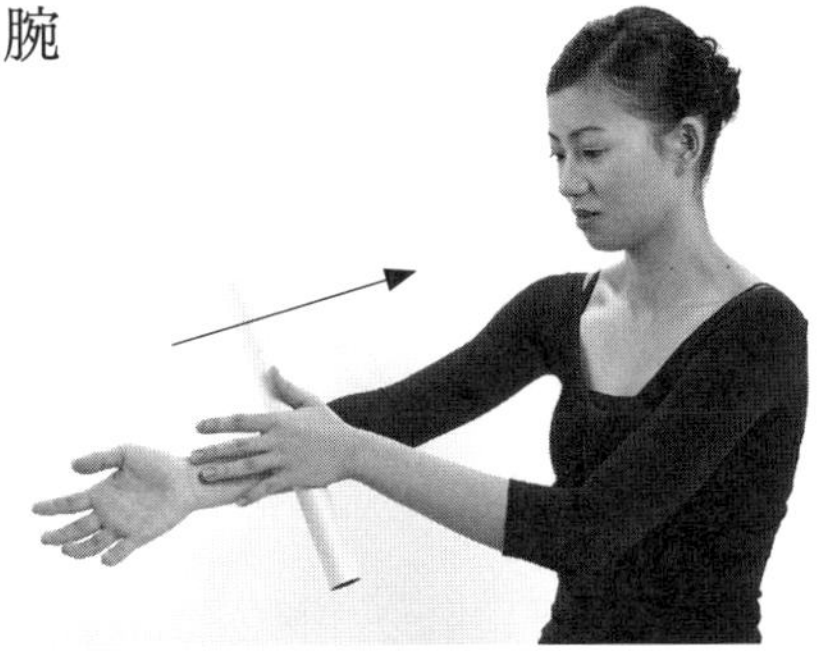

ラップ芯を手前に転がす

伸ばした腕の上でラップ芯を転がす。手のひらを合わせた状態で手首からひじ、二の腕に向けて転がす。手の甲側も同様に行う。

足裏

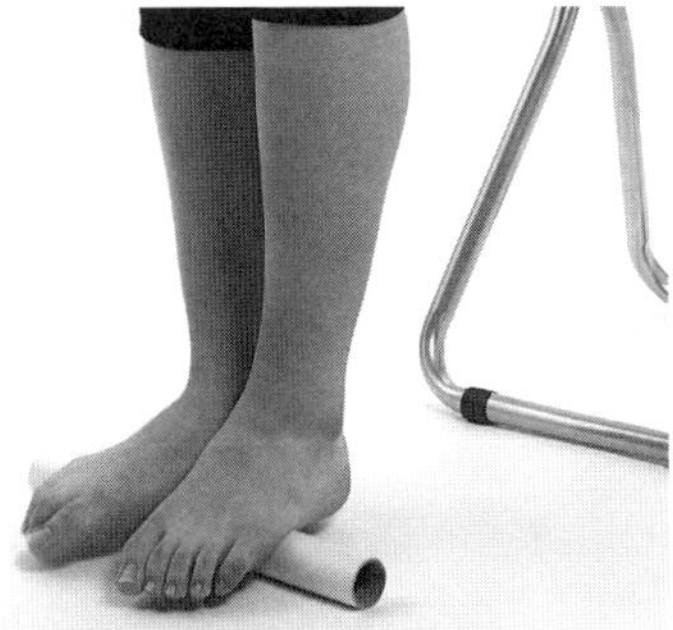

最後は足裏をまんべんなく

床にラップ芯を置いて、足裏で踏みつけるように転がす。必ず座って行い、誤って転倒しないように。足指からかかとのまでまんべんなく刺激する。

ふくらはぎ

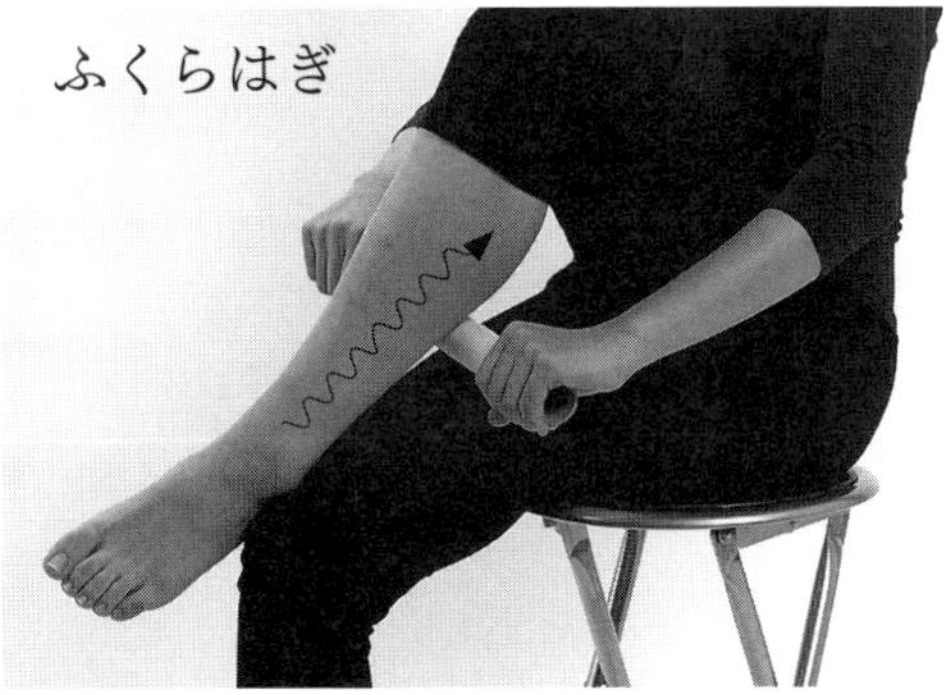

上下左右に動かす

両手でラップ芯の端を持ち、足首から膝裏に向けてマッサージする。すねの外側の筋肉の上やアキレス腱の上など場所や角度を変えて刺激する。

ツボ

はじめる前に

マッサージ同様、リラックスできる環境で行うことが大切です。空腹や満腹のとき、肉体的に疲れているときはできるだけ避けます。虚弱体質の人や高齢者は力の加減に気をつけましょう。

ツボは、「気」が流れている「経絡」上にある反応点のことです。体内で「気」「血」が不足したり、滞ったりすると、肌・心・体のバランスが崩れて、トラブルを起こします。このとき、適切なツボを刺激すると、内臓や組織に働きかけて、穏やかにバランスを整えます。ツボの状態はツボによって、あるいは、症状によって異なります。

より効果的に行うために

ツボ押しは、ツボや症状によって、刺激の与え方が異なります。

1 ツボの状態

- ハリがあるツボ
- 押すと気持ちいいツボ
- 押すと痛いツボ
- しこりが感じられるツボ
- くぼみがあるツボ

2 ツボの探し方

- 自分の指の幅をものさしにして測る
- 指幅1本分 = 親指幅
- 指幅2本分 = 人差し指 + 中指の幅
- 指幅3本分 = 人差し指 + 中指 + 薬指の幅

3 ツボの押し方

【押す】指の腹をツボに密着させ、体に対して垂直になるように力を加える

【より強く押す】両手の指を重ねて押す

【もむ】押しながら時計回りに小さく円を描くように押しもむ

【ツボのまわりをつまむ】局部により強い刺激を与える

【さする】手のひら全体や母指球を使い、軽く力を加えながら、同じ方向に力をいれる

sample

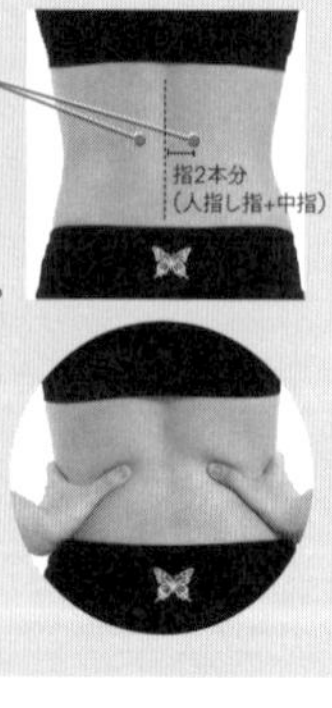

[探し方] ウエストの高さで背骨（第2腰椎）の中心から指幅2本分、外。

[押し方] 両手を腰にあて、ツボの部分を親指で押しもむ。

本書に出てくるツボMAP

私たちの体には365か所以上のツボがあるといわれています。
本書では、肌・心・体のトラブルに役立つ44か所のツボを紹介しています。
気になる症状に合わせて、ツボの位置を覚えておくとよいでしょう。

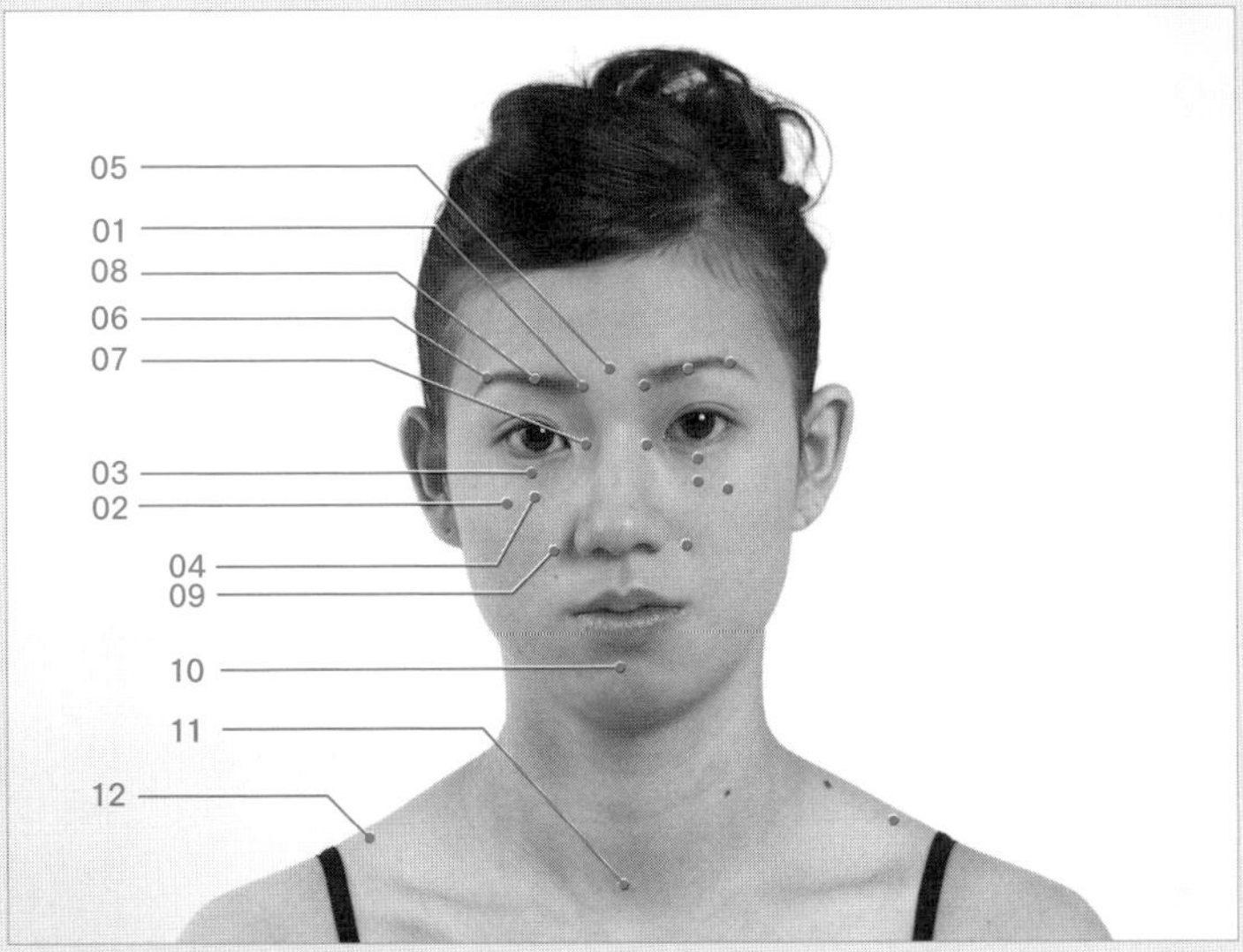

01：攢竹（さんちく）……シミ・肝斑（p30）
02：顴髎（けんりょう）……顔のしわ・かさつき（p36）
03：承泣（しょうきゅう）……クマ・くすみ（p37）
04：四白（しはく）……たるみ・ハリがない（p38）
05：印堂（いんどう）……乾燥肌（p42）／花粉症（p101）
06：絲竹空（しちくくう）……シミ・肝斑（p30）
07：睛明（せいめい）……疲れ目・かすみ目（p97）
08：魚腰（ぎょよう）……敏感肌（p44）
09：迎香（げいこう）……鼻水・鼻づまり（p100）
10：承漿（しょうしょう）……胃の不調・口臭（p84）
11：天突（てんとつ）……咳・痰（p99）
12：肩井（けんせい）……肩こり（p72）

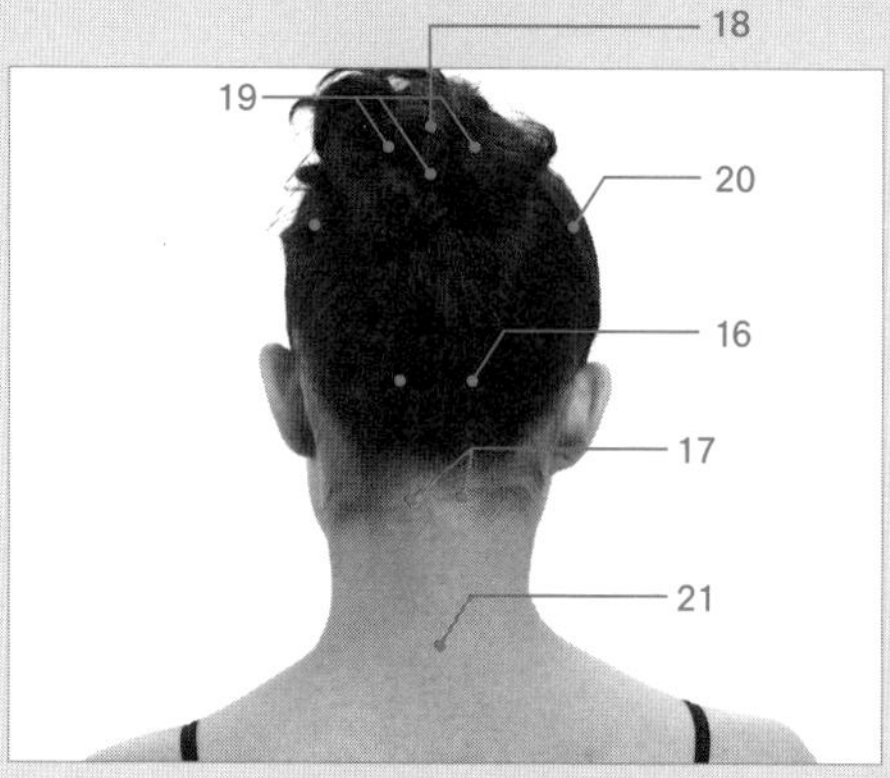

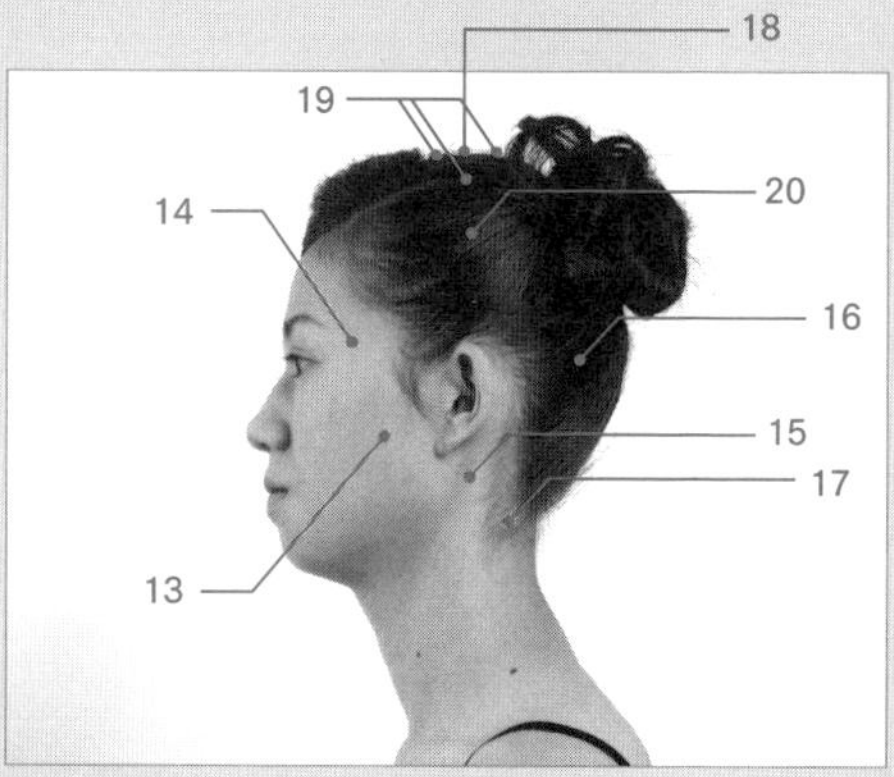

13：下関（げかん）……乾燥肌（p42）
14：太陽（たいよう）……たるみ・ハリがない（p38）／顔のむくみ（p41）／敏感肌（p44）
15：安眠（あんみん）……眠れない（p66）
16：玉枕（ぎょくちん）……抜け毛・薄毛（p48）
17：風池（ふうち）……頭痛（p74）
18：百会（ひゃくえ）……赤ら顔・顔ののぼせ（p40）／抜け毛・薄毛（p48）／
白髪（p50）／おどおど・ビクビク（p64）／いつでも眠い（p68）／
頭痛（p74）／慢性疲労（p89）／めまい・ふらつき（p96）
19：四神聡（ししんそう）……物忘れ・記憶力の低下（p69）
20：正営（しょうえい）……白髪（p50）
21：大椎（だいつい）……かぜ（p98）

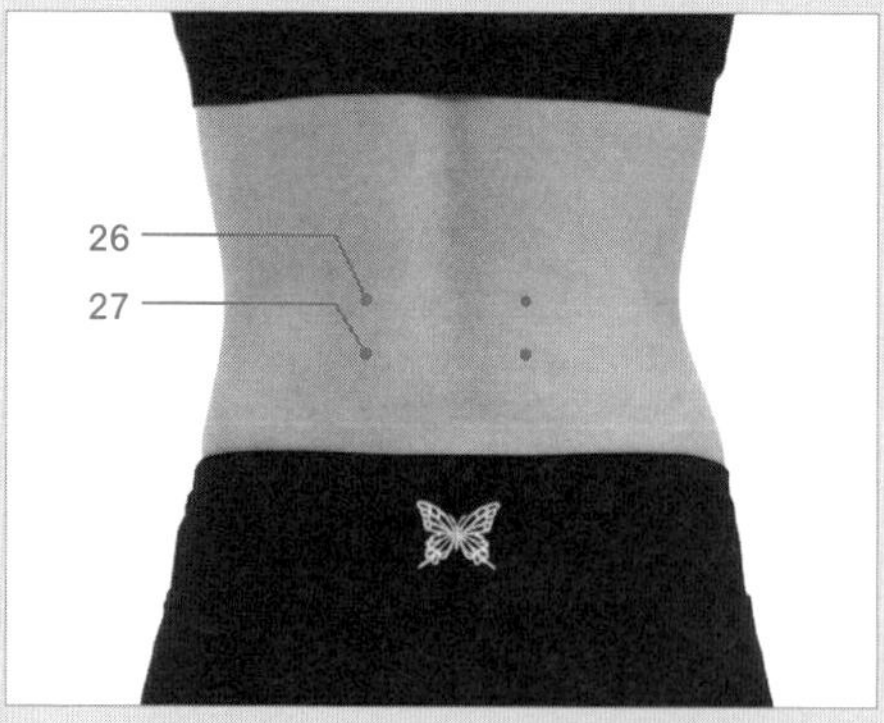

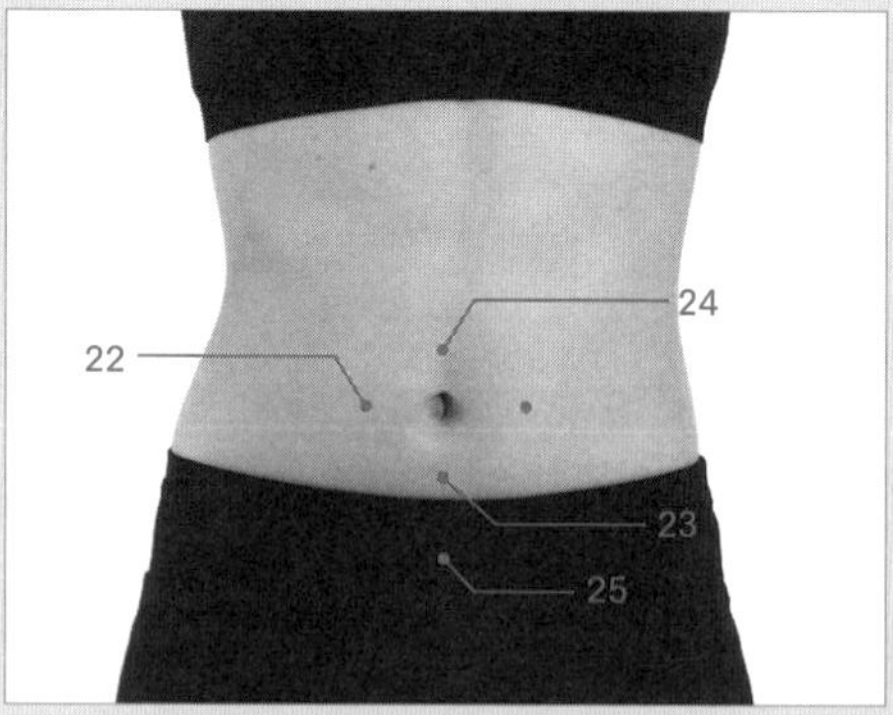

22：天枢（てんすう）……便秘（p80）
23：気海（きかい）……肥満（p86）
24：水分（すいぶん）……全身のむくみ（p77）／肥満（p86）
25：関元（かんげん）……月経痛・月経不順（p92）
26：腎兪（じんゆ）……腰痛（p76）／冷え症（p78）／足のつり（p102）
27：大腸兪（だいちょうゆ）……便秘（p80）

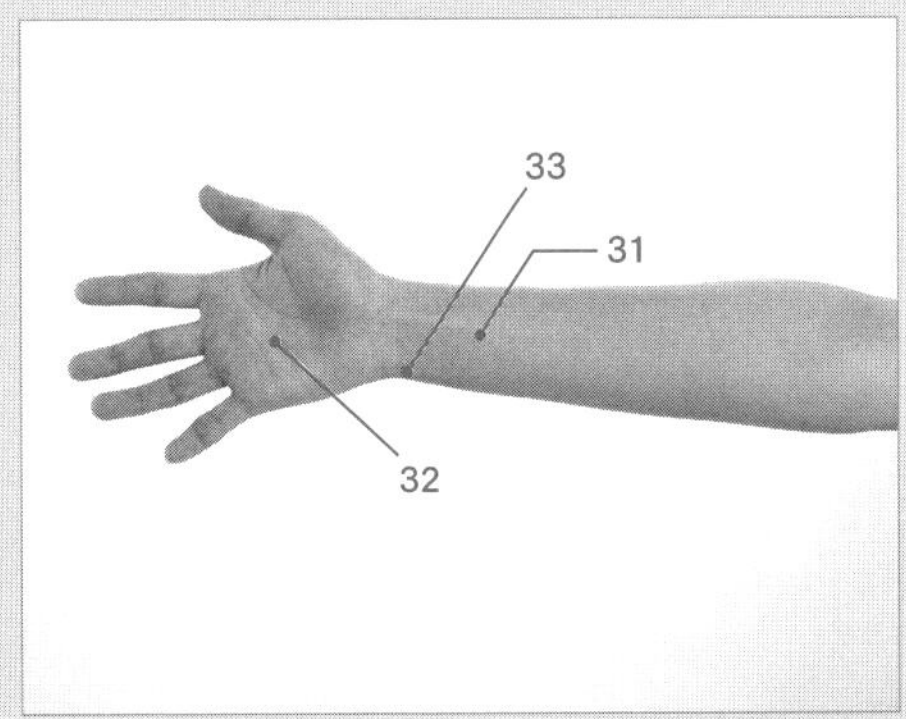

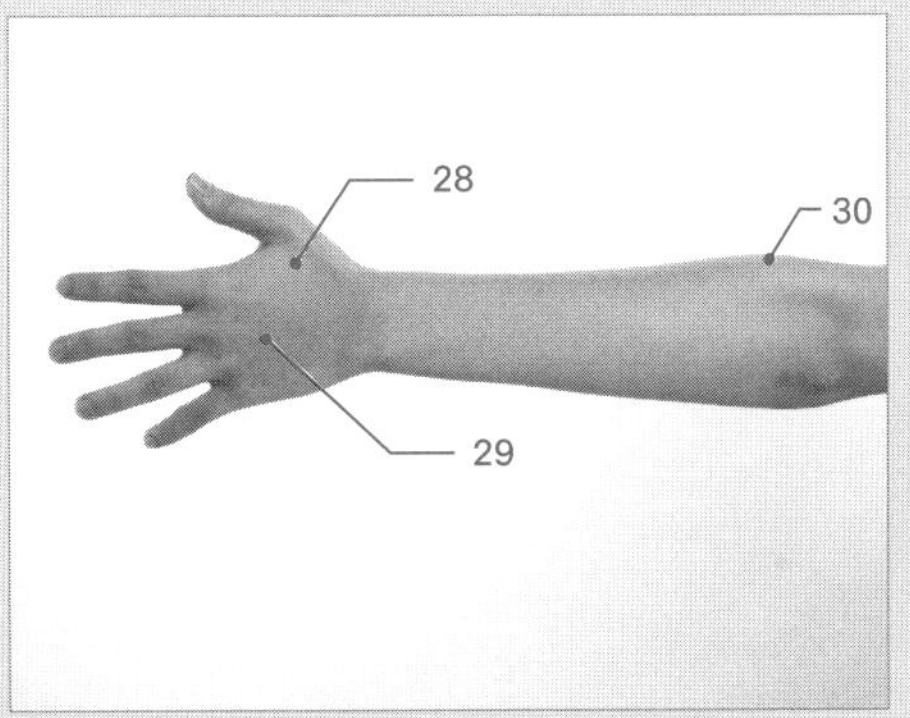

28：合谷（ごうこく）……ニキビ・吹き出物（p32）／肌のベタつき（p46）
29：下痢点（げりてん）……下痢（p82）
30：曲池（きょくち）……ニキビ・吹き出物（p32）／肩こり（p72）
31：内関（ないかん）……イライラ・怒りっぽい（p56）／不安感（p60）
32：労宮（ろうきゅう）……イライラ・怒りっぽい（p56）／緊張しやすい（p62）
33：神門（しんもん）……不安感（p60）／くよくよ悩む（p63）／眠れない（p66）

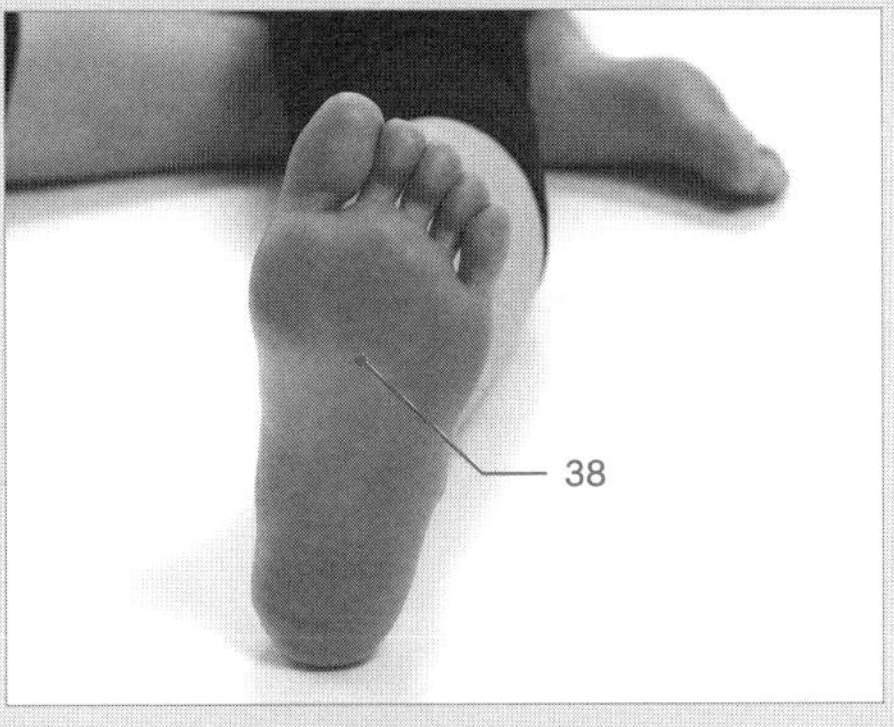

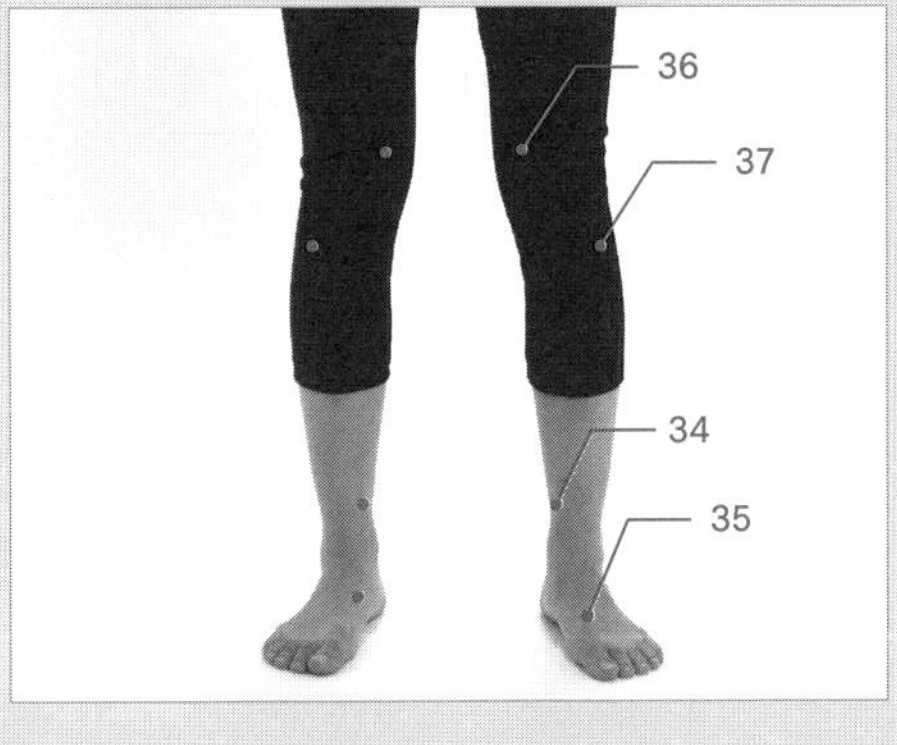

34：三陰交（さんいんこう）……肌のベタつき（p46）／やる気が出ない（p58）／
おどおど・ビクビク（p64）／尿トラブル（p83）／月経痛・月経不順（p92）／
更年期（p95）
35：太衝（たいしょう）……PMS（p94）
36：血海（けっかい）……爪のトラブル（p52）／肥満（p86）／貧血（p90）
37：足三里（あしさんり）……やる気が出ない（p58）／胃の不調・口臭（p84）／貧血（p90）
38：湧泉（ゆうせん）……冷え症（p78）

耳ツボダイエット

耳には、全身の機能を調整するツボが分布しています。
耳を刺激することで、バランスを整えます。
ここでは、ダイエットに関係する耳ツボを紹介します。

よく使う耳ツボ

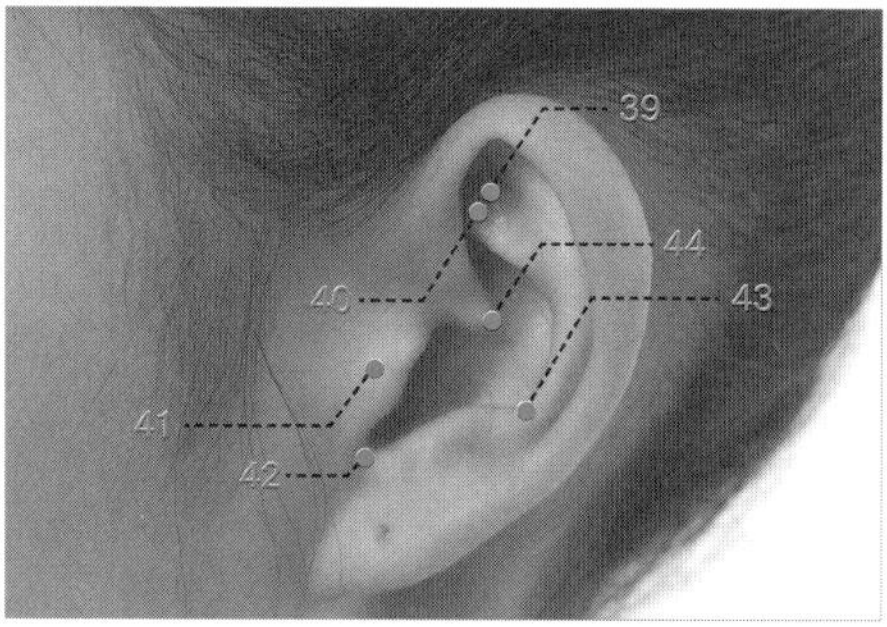

【押し方】：手の指先で左右の耳を同時に押す。1回に押すツボは2～3か所にするように。1回3秒、10回刺激する。

食事の前　いつでも

39：神門（しんもん）
【効果】：ストレス、イライラなど精神的な不安定を解消する。

40：便秘点（べんぴてん）
【効果】：腸内の老廃物を排泄する。

41：飢点（きてん）
【効果】：食欲を抑え、新陳代謝を促進する。ダイエットでは最重要のツボ。

42：内分泌（ないぶんぴつ）
【効果】：ホルモンバランスを整える。

43：脳点（のうてん）
【効果】：脳の働きを活性化し、集中力を高める。

44：胃（い）
【効果】：胃の働きを活発にして消化力を高める。

耳マッサージ

朝の目覚めが悪い人、自律神経失調症、低血圧、貧血傾向の人は、
朝に耳のマッサージをするとよいでしょう。

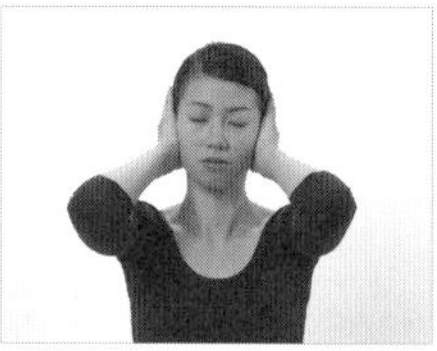

①両手のひらを温めて、手のひらで耳全体をおおい、上下にゆっくり5～6回こする。

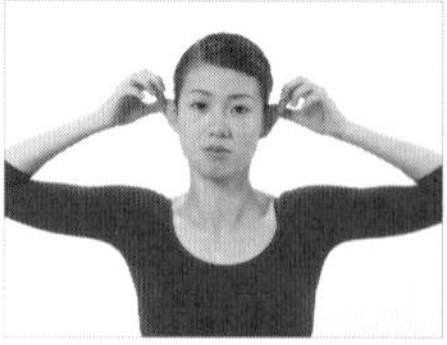

②親指と人差し指で耳をつまんで上の方から順序よく、1か所を5～10回リズミカルにゆっくり軽く、次第に速く強く引っ張る。

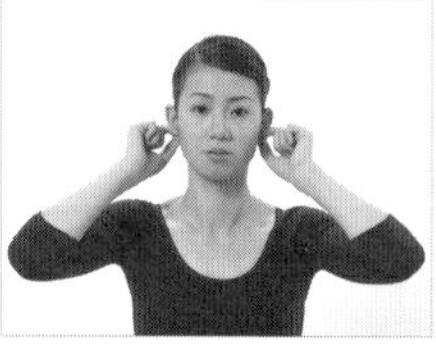

③軽く手を握るようにして、親指と人差し指で耳をひねりもむ。

季節のライフケア

季節に合わせて暮らす

漢方では、日々の養生によって自分自身の生命力や自然治癒力を高め、できるだけ病気にならないように努めることを重視します。「養生」とは、生命を養うこと。日々の過ごし方次第で、心と体、肌を健やかに保つことができます。

人は他の動植物と同じように、自然の中で生かされています。季節の移り変わりを感じながら、なるべく自然に生きることが大切です。まず、季節や天候によって、自分自身の心と体、肌がどのように変化するのか注意してみましょう。気温変化に合わせて衣類や部屋の温度を調節する、旬の食材をとり入れるなどは基本の対策です。養生は未病の予防ができます。不調が起こる前の季節から準備しましょう。

季節と五行配当表 ※1

自然界のすべての生物は、気候変化の影響を受けています。気温が上がり温かくなる春は、生気が旺盛になり、植物の種子も芽生えはじめます（生）。夏は温度が高く植物の生長が著しく（長）、土用（梅雨）は湿潤で花を咲かせて実へと変化していきます（化）。乾燥して涼しくなる秋に実は成熟して収穫です（収）。冬になると葉は枯れて落ち、翌年の再生を待ちます（蔵）。それぞれの季節では、五気にある邪気※2の影響を受け、五臓の働きを乱します。

※1：五行配当表

五行	五臓	五季	五能	五志	五気	五味
木	肝	春	生	怒	風	酸
火	心	夏	長	喜	熱（暑）	苦
土	脾	土用（梅雨）	化	思	湿	甘
金	肺	秋	収	悲（憂）	燥	辛
水	腎	冬	蔵	恐（驚）	寒	鹹

五行説をもとに、臓腑や感覚器、色や味、季節など自然界を幅広く関連づけて説明する表。ここでは、主に季節に関わるもののみを紹介している。

※2：邪気…人体に病気を起こす原因。（19ページ参照）

春

春は草木が芽吹く季節。
自然に心も体ものびのびとしてきます。
冬の間、体にためていたものを発散させましょう。
朝は早く起き、のんびりと戸外を散歩しながら、
新鮮な「気」をたっぷりととり込みましょう。

肌

春に強く吹く風は風邪（ふうじゃ）※3として肌に影響し、湿疹や吹き出物、肌のかさつきやかゆみなどを起こします。また、生活リズムが乱れて「気」が不足すると抵抗力が下がり、花粉症などアレルギー症状による肌のトラブルを引き起こすので、注意が必要です。外側からのスキンケアもしっかり行いましょう。気候がよくなり、紫外線を浴びる機会も増えるので日焼け止めも忘れずに。

心

生活の変化が多い季節です。精神的なストレスをためないように、できる限りゆったりと過ごしましょう。吐く息を意識してゆっくりと深呼吸すると、副交感神経が活発になり、不安や緊張、疲労を緩和できます。「なにかをはじめたい」と思う心が芽生えたら、抑えつけずに育てましょう。スイートオレンジやマンダリン、ベルガモットなど柑橘系の香りは、気分を明るく前向きにするでしょう。

体

気温の変化が大きくかぜをひきやすいので、衣類の調節やうがい、手洗いなどで予防しましょう。風邪の影響で花粉症やアトピー性皮膚炎、じんましんなどのアレルギー症状、めまいや頭痛などもあらわれます。回復力を高めるためにも、しっかり睡眠をとりましょう。山菜やセロリなどの苦味や葉野菜は高ぶりやすい気分を鎮めてくれます。春キャベツやたけのこ、にんじんなど春野菜の甘味で元気も補いましょう。

※3：風邪（ふうじゃ）…春先に起こりやすい不調をもたらすもの。体の表面や上部を襲う。

夏

夏は花が咲き競う季節。
動植物と同じように、人の活動も活発になります。
体内のエネルギーは、体を動かし汗をかいて発散させましょう。
体を動かした後は、休息をとって回復させることが大切です。

肌

暑さで体内に、熱や湿気がこもります。汗をかき、皮脂の分泌も旺盛になり、さらに紫外線の影響も受けるので、ニキビや吹き出物、あせも、肌荒れなど肌のトラブルが起こりやすい時期です。ベリー系の果物は「血」を補い、肌を強化します。暑さで奪われやすい潤いは酸味と甘味を一緒にとることで補いましょう。

心

昼間は蒸し暑く、体と心にも熱がこもりやすい時期。暑さでイライラしたり、不眠や集中力不足が起こります。楽観的な気持ちをもつようにして、焦ったり、怒ったりしないように注意しましょう。疲労がとれないときは、香りを利用しましょう。ラベンダーは心身ともにリラックスさせ、安眠を誘います。また、ジャスミンは幸福感をもたらし、気分を晴れやかにします。ジャスミンやカモミールなどのハーブティーでリラックスするのもよいでしょう。

体

熱によって体力を消耗し、だるさ、食欲不振、動悸、頭痛に加え、眠りの質も低下しがちです。体内の熱をとるために、室内では風通しをよくして温度を下げるようにします。ただし、冷房などで体を冷やしすぎると、冬の体調不良を招くので注意しましょう。暑さと発汗で体力を消耗します。昼寝は短時間でも消耗した「気」を回復するのに有効です。体にこもった熱を冷まして渇きを止めるには、トマトやなすなど夏野菜をとりましょう。体を冷やしすぎないように、冷たいそうめんにはしょうがやシソなど、薬味を添えるように。

梅雨

雨が大地を潤し、植物を大きく育てる季節です。
栄養分をしっかり補給して、新陳代謝を高めましょう。
梅雨の時期は、体内にたまりがちな「水」を巡らせて、
エネルギー補給を心がけましょう。

肌

顔や足のむくみは、血行やリンパの流れの悪さによるものです。マッサージやリンパドレナージュで、「水」を巡らせましょう。サイプレスやサンダルウッドの香りは、水分代謝をよくするのでおすすめです。マッサージの後は、白湯や温かいはとむぎ茶などで、しっかりと水分を補給しましょう。

心

やる気が出ない、憂鬱や不安、悩みごとが気になるなど、気持ちもモヤモヤしがちです。そんなときは、マンダリンなど柑橘系や、クローブやフェンネルなどスパイスの香りがおすすめ。さわやかな香りが気分を爽快にします。足湯や半身浴で、しっかりと汗を出して、リフレッシュしましょう。

体

梅雨の時期は湿邪（しつじゃ）※4の影響が大きく、胃腸の調子が悪くなったり、疲れやだるさが抜けにくくなったりします。そらまめやいんげんなどの旬の豆類、大豆や小豆などで水分代謝を促しましょう。きゅうりや冬瓜などウリも「水」を巡らせます。ワサビやしょうが、大根おろしなどの薬味も、余分な水分の排出や胃腸の働きを助けます。足腰の冷えはむくみの大敵。バスソルトや入浴剤を入れたお湯でゆっくり温まりましょう。

※4：湿邪（しつじゃ）…土用のころに起こりやすい、不調をもたらすもの。「気・血・水」の巡りを失調させ、「脾」の働きを弱める。

秋

植物は実を結び、収穫を迎える季節です。
少しずつ活動の勢いが弱まってくるので、
冬に備えて生命エネルギーである「気」を体の中に収めます。
秋は夜更かしせずに、心穏やかに過ごしましょう。

肌

空気が乾燥している季節です。夏の強い日ざしの影響も出てきて、乾燥肌やしわなどがあらわれやすいので肌の保湿を心がけましょう。たっぷりの化粧水で潤いを補給したら、乳液やクリームなどの油分で閉じ込めること。乾燥しやすいところを重点的に、おでこやTゾーンには使いすぎないように注意しましょう。ヨクイニンでパックすると、肌がなめらかになり潤いが戻ってきます。また、体を潤す食材をとり入れて、体の内側からケアすることも大切です。

心

秋は物思いにふけることが多く、考えすぎたり、悲しくなったりしやすい季節。そんなときは気持ちをリラックスさせて、頭がすっきりとするユーカリや心を元気にするティートリーの香りをとり入れてみましょう。ハンカチや、お湯を入れたマグカップに精油を落として、芳香浴を試してみましょう。また、「気」を徐々に収めるときなので、「あれこれ新しいことをはじめたい」「購入したい」という気持ちは抑え気味にしましょう。

体

秋は空気の乾燥の影響で、「肺」に関係している呼吸器がダメージを受けやすいとき。健康面では咳や喉、鼻、腸のトラブルなどが起こりやすくなります。梨やいちじく、ゆりねなどの旬の食材や、らっかせいなどのナッツ類は、「肺」を潤し、咳を止め、腸を潤します。杏仁豆腐に使われる杏仁も咳止めで有名な食材です。また、秋は冷気も忍び寄ってきます。冷えに注意しながら衣類でこまめに温度調節をします。過度な運動は避けて、冬に備えて基礎体力を養いましょう。

冬

植物は枯れて、動物や虫は地に潜り冬眠する季節です。
冬の朝は日の出を待ち、ゆっくりと起きるのがよいでしょう。
「気」を体内に集めて、春に備えてエネルギーを回復させたり、
補充したりしましょう。

肌

乾燥が強まり、空気が冷え込んでくる季節。気温の変化によって、肌の潤いバランスも乱れます。室内外の寒暖の差も大きくなってくるため、気をつけていても肌は乾燥します。美容液やクリームでしっかり保湿し、クリームをつけるときは、顔のツボの位置を意識して触れ、軽くマッサージするようにひろげるとよいでしょう。血行がよくなり、むくみやくすみが解消されます。華やかなローズの香りは、ポジティブな感情を呼び起こし、肌のきめを整え、美しさを保ちます。

心

冬は志を心の内に秘めて過ごしましょう。やる気や元気を無理に出して頑張ると、生命エネルギーである「気」を消耗してしまいます。「気」を補い、ゆったりとした心構えではやる気持ちを抑えて、春を待ちましょう。シナモンやゼラニウムなどの香りは、気分の落ち込みを改善し、イライラやストレスを落ち着かせて、感情を穏やかにしてくれます。

体

冬の寒さは体を冷やし、四肢を縮こまらせます。血液循環が悪くなって体の動きも鈍り、新陳代謝も低下します。冷えは多くの病気の再発や症状悪化を招く原因になります。首、足首、腰などをとくに冷やさないようにして、旬の魚介類、鮭、タラ、ブリ、アンコウ、牡蛎などを鍋料理やスープなど温まる料理でとりましょう。ほうれん草やきくらげには、「血」を補う働きがあるといわれています。冬はエネルギーを蓄える季節なので、無理なダイエットは控え、睡眠時間をたっぷりとりましょう。

第4章

和漢植物・ハーブ・漢方薬

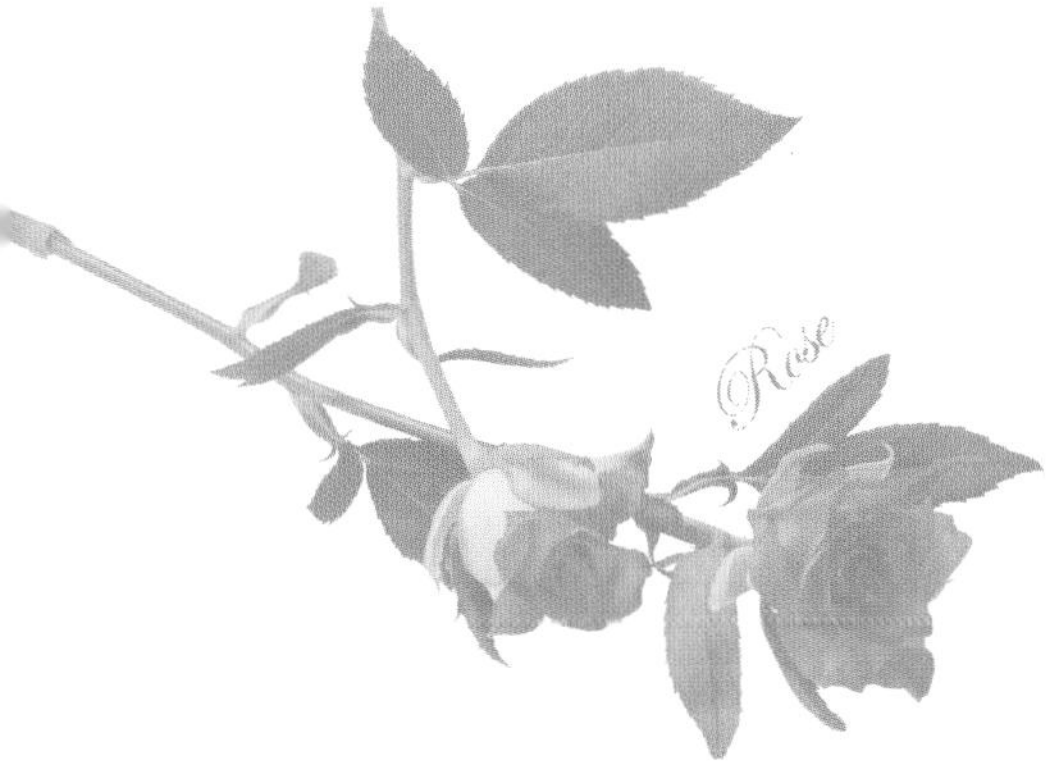

和漢植物・ハーブ基礎知識

本書に登場する和漢植物・ハーブの特徴や性質を紹介しています。
植物の力をさまざまな形で生活にとり入れましょう。

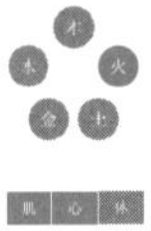

五行の考え方で香りを分類
※20ページに詳しく説明しています

主に働きかけるところ

帰経　作用しやすい五臓「肝・心・脾・肺・腎」
五性　植物の性質
温熱：温める
涼寒：冷やす
平：どちらでもない
[recipe] [トラブル]　本書で紹介しているトラブルと対処法

カモミール

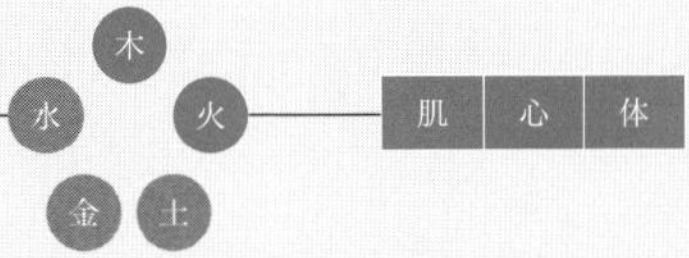

イライラや不眠
婦人病の改善に

古くから民間療法に用いられ、「気」を巡らせて不安や緊張をやわらげます。PMSや月経痛など女性特有のトラブルが気になる人におすすめです。「肝」の働きを助けるため、目の疲れ、視力低下にも有効です。また、「脾」に働きかけて消化を助けたり、ストレス性の下痢を鎮めます。

DATA　帰経／五性：肝・心・脾／平

[recipe]薬膳、芳香
[トラブル]ニキビ・吹き出物(p32)、イライラ・怒りっぽい(p56)

クローブ（丁字／チョウジ）

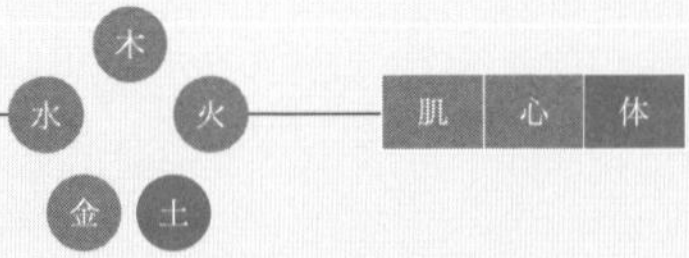

口臭予防や抗菌に優れ
痛みを止める

釘のような花のつぼみが特徴的なハーブ。甘くスパイシーな香りは、肉の煮込み料理などに使われます。「脾」の働きを高めるため、お腹を温めて消化を促したり、冷えによる腹痛を緩和します。また、鎮痛作用や麻酔作用があるため、歯痛止めとして古くから使われてきました。抗菌作用による口臭予防にも役立つので、うがいに用いると効果的です。

DATA　帰経／五性：脾・腎／温

[recipe]マッサージ
[トラブル]慢性疲労(p89)

サイプレス

木 火 土 金 水

肌 心 体

全身のむくみ
水太りの改善に

葉と枝から抽出した精油の香りは、「気」を巡らせて免疫力を高めます。「腎」の働きを助け、水分のバランスを整えるため、体の余分な水分を排出し、むくみを改善します。また、女性ホルモンにも働きかけるといわれ、女性特有のトラブルなどが気になる人にもおすすめ。「肺」の働きを高めるので、呼吸を楽にしたり、花粉症など呼吸器のトラブルにもおすすめです。

DATA　帰経／五性：肺・腎／涼

[recipe]マッサージ、芳香
[トラブル]全身のむくみ(p77)、かぜ(p98)

サンダルウッド（白檀／ビャクダン）

木 火 土 金 水

肌 心 体

胸のつかえや不眠
胃痛が気になる人に

日本では「白檀」と呼ばれ、古くから香木として親しまれています。さわやかな香りが「気」「血」の香りを整え、心身の熱を冷まして鎮める働きがあるといわれています。ストレスが多く胸のつかえや不眠が気になる人にもおすすめです。また、「脾」の働きを高めて胃腸の痛みをやわらげたり、「腎」の働きを高めて水分代謝を改善します。

DATA　帰経／五性：心・脾・腎／涼

[recipe]芳香
[トラブル]くよくよ悩む(p63)

シソ（蘇葉／ソヨウ）

木 火 土 金 水

肌 心 体

肌トラブルや
アレルギーの改善に

シソは、「気」を巡らせて吐き気や喉のつまり感、お腹の張りなどを改善し、胃腸の働きを回復させる働きがあります。発汗、解毒、解熱の作用があるため、かぜの初期、花粉症などアレルギー症状の改善にも用いられます。乾燥や紫外線など外的ダメージによる肌トラブルから肌を守り、吹き出物にも有効です。

DATA　帰経／五性：脾・肺／温

[recipe]薬膳
[トラブル]敏感肌(p44)

シナモン（桂皮／ケイヒ）

木 火 土 金 水

肌 心 体

冷えを改善し
心と体を元気に

三大スパイスであるシナモンは、体を温めて冷えを解消し、「血」を巡らせるため、月経不順や月経痛、関節痛、腰痛などに効果的です。また、温めることで全身に活力を与えるため、精力減退やかぜの初期症状にもよいでしょう。「脾」の働きを高めて消化を促すので、食欲のないときにも利用しましょう。

DATA　帰経／五性：肝・心・脾・腎／熱

[recipe]薬膳
[トラブル]おどおど・ビクビク(p64)

シャクヤク（芍薬）

木 火 土 金 水

肌 心 体

顔色が悪い、敏感肌など
肌トラブル改善に

女性特有のトラブルに用いられる生薬です。「血」を補い、巡らせるので、顔色が悪い人、シミや肝斑、ニキビや肌荒れ、慢性の湿疹など、肌トラブルが気になる人におすすめです。また、「肝」の働きを高めるので、月経痛や月経不順、更年期障害などさまざまな女性の不調に用いられます。

DATA　帰経／五性：肝・脾／涼

[recipe]マッサージ
[トラブル]クマ・くすみ(p37)

ジャスミン（茉莉花／マツリカ）

木 火 土 金 水

肌 心 体

イライラやうつうつ
婦人科トラブル解消に

高ぶった精神を鎮めてリラックスさせる効果と共に気分を明るくして情熱をかき立てるような効果を併せもつジャスミンの香り。「肝」の「気」を巡らせることで気分を安定させ、ストレスを受けて悪化する肌のトラブルや婦人科トラブル解消に役立ちます。月経前のイライラや胸の張り、不眠などにもおすすめです。

DATA　帰経／五性：心・腎／平

[recipe]薬膳
[トラブル]更年期（p95）

ジュウヤク（十薬／ドクダミ）

木 水 火 金 土

肌 心 体

ニキビや吹き出物
脂性の肌に

初夏に白い花を咲かせ、独特の香りをもつジュウヤクは、漢方では薬効が多い和漢植物です。体の余分な熱を除き、解毒する作用があることから、赤みの強いニキビや吹き出物、脂性による毛穴の開きなどが気になる人におすすめです。利尿作用により、むくみを解消します。ただし、体を冷やす性質があるので、冷え症の人の使用は注意が必要です。

DATA　帰経／五性：肺／寒

[recipe]薬膳
[トラブル]ニキビ・吹き出物(p32)、肌のベタつき(p46)

ゼラニウム

木 水 火 金 土

肌 心 体

更年期やプレ更年期
おどおどしてしまうときに

さわやかな甘さのある香りでローズの代用としても使用されるゼラニウムは不安な気分を落ち着かせます。「腎」の働きを高めるため、水分代謝がよくなりむくみが解消されます。さらに、ホルモンバランスを整えるので、PMSや月経痛、月経不順、月経中の肌荒れなど、女性特有のトラブルにおすすめです。

DATA　帰経／五性：心・腎／涼

[recipe]コスメ、バス
[トラブル]白髪(p50)、おどおど・ビクビク(p64)

センブリ（当薬／トウヤク）

木 水 火 金 土

肌 心 体

胃腸の調子を整える
髪のトラブルに

日本では、ドクダミやゲンノショウコと並んで民間療法における代表的な薬草のひとつ。煎じて飲むととても苦味が強いのが特徴です。胃の働きをよくするため、胃腸虚弱や下痢、腹痛などに用いられるほか、抗炎症作用があることから、育毛や発毛促進、脱毛など髪のトラブルに用いられます。

DATA　帰経／五性：肝・心・脾／涼

[recipe]育毛
[トラブル]抜け毛・薄毛(p48)

ソウハクヒ（桑白皮）

木 水 火 金 土

肌 心 体

「肺」の炎症を鎮め
なめらかな肌へ

クワ科のマグワの根皮を用いた生薬。「水」を巡らせることで、顔や目、肌のむくみをとります。また、「肺」の炎症を鎮めるので、咳や痰、喉の痛みを改善します。ソウハクヒには、強い抗酸化作用があるため、肌の炎症を鎮め、過剰なシミやソバカスを防ぎ、肌のなめらかさや透明感を保つとされています。

DATA　帰経／五性：肺／寒

[recipe]コスメ
[トラブル]シミ・肝斑(p30)

ターメリック（鬱金／ウコン）

木 水 火 金 土

肌 心 体

「気」「血」を巡らせ
生活習慣病の予防に

さまざまな料理にスパイスとして使用されるターメリック。「肝」の働きを高めるので、ストレスや生活習慣の乱れによる不調を予防します。「気」「血」を巡らせるので、月経痛や腹痛などの痛みを改善し、瘀血からくる鼻血など出血疾患にも用いられます。

DATA　帰経／五性：肝・心／涼

[recipe]コスメ
[トラブル]ニキビ・吹き出物(p32)

チンピ（陳皮）

木 水 火 金 土

肌 心 体

胃腸を整え
目の下のクマの改善に

温州みかんの果皮を乾燥させた生薬です。「気」を巡らせて胃腸の働きを整えるので、腹部の張りや食欲不振、ストレスによる胃痛にも有効です。また、体を温めて血行を促進するので目元のクマやくすんだ肌など肌トラブルを改善します。

DATA　帰経／五性：脾・肺／温

[recipe]薬膳
[トラブル]胃の不調・口臭(p84)、PMS(p94)

ティートリー

木 火 土 金 水

肌	心	体

呼吸器や肌など
感染症の予防に

すっきりとした香りで「気」を巡らせます。「肺」に働きかけてバリア機能を高めるので、かぜやインフルエンザ、鼻炎などに用います。抗菌作用が強いため、ニキビ、アトピーなどの皮膚トラブルや、ヘルペス、水虫など感染症の予防に効果が期待されている精油です。

DATA　帰経／五性：肺／温

[recipe]吸入、芳香
[トラブル]ニキビ・吹き出物(p32)、かぜ(p98)

ニンジン（高麗人参）

木 火 土 金 水

肌	心	体

疲れが気になるとき
肌のたるみやしわの改善に

「気」を補う力が強く、疲労回復や老化予防に効果的です。倦怠感を改善し、精神安定を図ります。潤いを補う力があるため、皮膚が潤い、しわやたるみを改善して、ハリのあるなめらかな肌に整えます。髪にも栄養と潤いを送るので、抜け毛や薄毛、若白髪などが気になる人におすすめです。

DATA　帰経／五性：心・肺・脾／温

[recipe]コスメ、薬膳
[トラブル]たるみ・ハリがない(p38)、乾燥肌(p42)

フェンネル（茴香／ウイキョウ）

木 火 土 金 水

肌	心	体

月経痛や月経不順など
女性特有のトラブルに

「肝」、「脾」の働きを高め、冷えをとり除きます。胃腸が温まるので、消化吸収がよくなり、冷えからくる腹部の痛みを改善します。スパイシーな香りは、「気」を巡らせて五臓の活動を助けます。月経のリズムを整え、水分代謝もよくする働きがあります。月経トラブルやむくみ、セルライトの解消などが気になる人におすすめです。

DATA　帰経／五性：肝・脾・腎／温

[recipe]湿布
[トラブル]肩こり(p72)、月経痛・月経不順(p92)

ペパーミント（薄荷葉／ハッカヨウ）

木 火 土 金 水

肌 心 体

ストレス、頭痛
夏バテの改善に

すっきりとした香りが、「気」を巡らせて、心や体をクールダウンさせます。「肝」の働きを整えるため、イライラやうつうつとした気分を改善し、心をリフレッシュさせます。また、体の中の熱を冷ますので、頭痛や筋肉痛など痛み全般や、日焼けによる肌の炎症などにも効果的です。「気」の流れが「脾」の働きを高めるので、消化不良、下痢、嘔吐の症状に対してもおすすめです。

DATA　帰経／五性：肝・脾・肺／涼

[recipe]コスメ、バス、芳香、薬膳
[トラブル]赤ら顔・顔ののぼせ(p40)、肌のベタつき(p46)、やる気が出ない・憂鬱(p58)、頭痛(p74)、胃の不調・口臭(p84)、肥満 (p88)、鼻水・鼻づまり(p100)

マンダリン

木 火 土 金 水

肌 心 体

冷え症、痛みの改善
心のリフレッシュに

オレンジの甘い香りで気分を明るく、リフレッシュさせます。「気」を巡らせ、「肝」の働きを高めるので、イライラやうつうつとした気分を解消します。体を温めるので冷えや冷えに伴う痛みにも効果が期待できます。また、作用が穏やかで毒性がないため、精油は子どもや妊婦さんにも使うことができます。

DATA　帰経／五性：肝・脾／温

[recipe]マッサージ
[トラブル]爪のトラブル(p52)、便秘(p80)、胃の不調・口臭(p84)

ユーカリ

木 火 土 金 水

肌 心 体

かぜ、花粉症
咳や痰の改善に

すっとしたユーカリの香りは、「気」を巡らせ、「肺」の働きを高めので、かぜや花粉症など呼吸器のトラブルに効果的な精油です。精油には抗菌、抗アレルギー作用、鎮痛作用があるとされています。刺激があるため、敏感肌の場合は濃度を薄めにして使用したり、直接肌に触れないなどの注意が必要です。

DATA　帰経／五性：肺／温

[recipe]マッサージ、芳香
[トラブル]かぜ(p98)、花粉症(p101)

ヨクイニン（薏苡仁／はとむぎ）

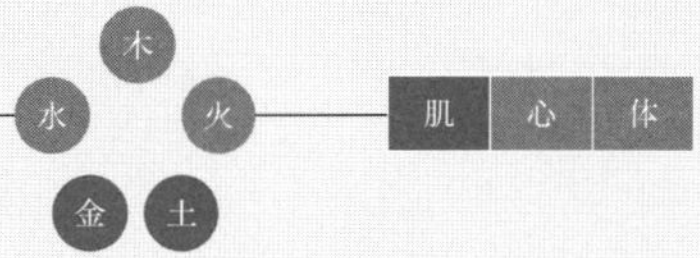

たるみ、顔のむくみ
湿疹の改善に

余分な水分を除き、「脾」の働きを高めて胃腸を元気にするため、むくみ改善などに用いられる生薬です。体の余分な熱を冷まして、膿を出すので、肌を白く美しく保ち、シミを薄くします。イボや湿疹など肌トラブルの解消にも有効です。

DATA　帰経／五性：脾・肺／涼

[recipe]コスメ、薬膳
[トラブル]シミ・肝斑(p30)、ニキビ・吹き出物(p32)、たるみ・ハリがない(p38)、顔のむくみ(p41)、肌のベタつき(p46)、尿トラブル(83)

ヨモギ（艾葉／ガイヨウ）

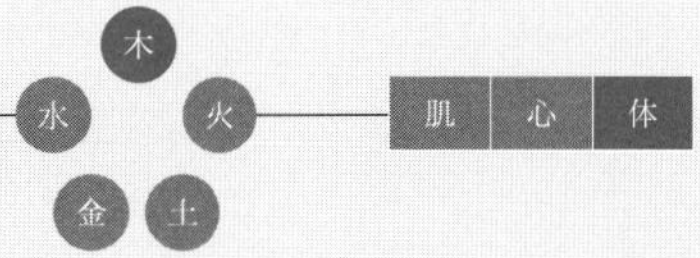

冷え症、腰痛
肩こりなどの痛みに

ヨモギは、外用で入浴剤として、冷え症や腰痛、湿疹に用いられます。また、モグサの原料でもあり、お灸により、冷えや痛みをとり除きます。「血」を巡らせるので、肩こりや腰痛、月経痛などの痛みの解消に用います。血行促進の効果で肌も潤いをとり戻し、エイジングケアにも有効です。

DATA　帰経／五性：肝・脾・腎／温

[recipe]薬膳
[トラブル]冷え症(p78)

ラベンダー

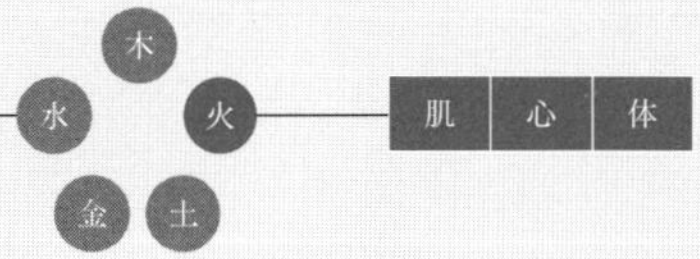

精神的ストレスから
肌トラブルまで

ラベンダーの精油は、精神的ストレスからくる症状から火傷や傷などのとっさの肌トラブルまで広く対応します。鎮痛、消毒殺菌、抗ウイルス作用もあります。「肝」「心」の高ぶりを鎮めるので、イライラや不眠で悩んでいる人におすすめです。香りが強く薬効が多いので、直接香りをかぐと頭痛などが起きる場合があるので注意しましょう。

DATA　帰経／五性：肝・心／涼

[recipe]吸入、バス、マッサージ、芳香
[トラブル]ニキビ・吹き出物(p32)、顔のしわ・かさつき(p36)、イライラ・怒りっぽい(p56)、眠れない(p66)、冷え症(p78)、かぜ(p98)

レモン

木 火 土 金 水

肌 心 体

くよくよ思い悩む、貧血
夏バテなどの改善

滞った「気」を巡らせ、胃腸のつかえの解消、食欲不振の改善にも効果を発揮します。「肝」の働きを整えるのでイライラやうつうつとした気分をリフレッシュさせます。はちみつなどの甘味と合わせることで潤いを補うことができます。

DATA　帰経／五性：肝・脾・肺／涼

[recipe]芳香、マッサージ、薬膳
[トラブル]やる気が出ない・憂鬱(p58)、全身のむくみ(p77)、肥満(p86)、貧血(p90)

ローズ（玫瑰花／マイカイカ）

木 火 土 金 水

肌 心 体

更年期やプレ更年期
めまいなどの改善に

女性のトラブルに効果的なバラの香り。「気」「血」の巡りをよくして精神を安定させ、気分の落ち込みや不眠の改善に用います。血行を促進することで肌に潤いを与えてきめを整えます。「腎」の働きを高めるので月経不順や更年期障害など婦人科系のトラブルに有効です。

DATA　帰経／五性：心・腎／涼

[recipe]薬膳
[トラブル]めまい・ふらつき(p96)

ローズマリー

木 火 土 金 水

肌 心 体

いつも眠い、ストレスフル
集中力の低下の改善に

「気」「血」を巡らせ温めることで五臓の働きを高めます。手足の冷えや疲労、低血圧を改善し、滞った「血」を巡らせ、リウマチや肩こり、関節痛などの痛みをやわらげる作用があります。さわやかな香りが活力を与え、脳の血流をよくするといわれているので、物忘れが気になる人や頭を使うときにおすすめです。

DATA　帰経／五性：肝・心・脾・肺／温

[recipe]湿布、バス、芳香、薬膳
[トラブル]不安感(p60)、いつでも眠い(p68)、貧血(p90)、疲れ目・かすみ目(p97)、足のつり(p102)

漢方薬のインデックス

本書に登場する漢方薬をまとめました。漢方では、「異病同治(いびょうどうち)」という言葉があるように、ひとつの漢方薬の処方で、異なる複数の症状を改善することができます。

漢方薬名【よみがな】	体力の程度※	こんな症状に	本書のトラブルページ
安中散【あんちゅうさん】		冷えによる胃痛、胃がシクシク痛む、吐き気など。	胃の不調・口臭(p84)
温清飲【うんせいいん】		皮膚が乾燥してツヤがない、皮膚炎、のぼせ、月経不順など。	乾燥肌(p42)、敏感肌(p44)
黄連解毒湯【おうれんげどくとう】		鼻血、胃炎、二日酔い、皮膚のかゆみ、口内炎など。	赤ら顔・顔ののぼせ(p40)
葛根湯【かっこんとう】		かぜの初期に寒気がして汗をかいていないもの、肩のこわばり。	かぜ(p98)
葛根湯加川芎辛夷【かっこんとうかせんきゅうしんい】		寒気がして肩がこる、鼻づまり、蓄膿症、慢性鼻炎、頭痛。	鼻水・鼻づまり(p100)
加味逍遙散【かみしょうようさん】		のぼせ感、不安やイライラ、月経痛・月経不順、更年期障害など。	シミ・肝斑(p30)、ニキビ・吹き出物(p32)、赤ら顔・顔ののぼせ(p40)、イライラ・怒りっぽい(p56)、肩こり(p72)、肥満(p86)、月経痛・月経不順(p92)、PMS(p94)、更年期(p95)
帰脾湯【きひとう】		貧血傾向で顔色が悪い、不安や不眠、食欲不振など。	不安感(p60)、くよくよ悩む(p63)、眠れない(p66)、物忘れ・記憶力の低下(p69)、貧血(p90)、めまい・ふらつき(p96)
荊芥連翹湯【けいがいれんぎょうとう】		皮膚にツヤがなく、化膿しやすい、のぼせやすい。ニキビ、副鼻腔炎、慢性鼻炎など。	肌のベタつき(p46)、かぜ(p98)、花粉症(p101)
桂枝加芍薬湯【けいしかしゃくやくとう】		腹部膨満感のあるしぶり腹、腹痛、下痢、便秘など。	便秘(p80)
桂枝加竜骨牡蠣湯【けいしかりゅうこつぼれいとう】		疲れやすく神経過敏、不安や不眠、抜け毛など。	抜け毛・薄毛(p48)、不安感(p60)、おどおど・ビクビク(p64)
桂枝茯苓丸【けいしぶくりょうがん】		冷えのぼせ、月経痛・月経不順、あざが出やすい、シミ、ニキビなど。	シミ・肝斑(p30)、ニキビ・吹き出物(p32)、クマ・くすみ(p37)、肩こり(p72)、肥満(p86)、月経痛・月経不順(p92)、PMS(p94)
五虎湯【ごことう】		咳が強く出る、黄色く濃い痰、気管支喘息など。	咳・痰(p99)
五苓散【ごれいさん】		むくみがあり、水溶性の下痢、暑気あたり、頭痛、二日酔い。	全身のむくみ(p77)
柴胡加竜骨牡蠣湯【さいこかりゅうこつぼれいとう】		動悸、不安や不眠、更年期神経症、便秘など。	イライラ・怒りっぽい(p56)、緊張しやすい(p62)、眠れない(p66)

※ は、その漢方薬に適した体力の程度を示しています。 弱 ← 普通 → 強

漢方薬名【よみがな】	体力の程度※	こんな症状に	本書のトラブルページ
柴胡桂枝湯【さいこけいしとう】		腹痛を伴う微熱、寒気、吐き気など、かぜの中期から後期の症状。	かぜ（p98）
酸棗仁湯【さんそうにんとう】		心身が疲れて眠れない。不安で眠れない。	眠れない（p66）
七物降下湯【しちもつこうかとう】		疲れやすい、頭痛、めまい、耳鳴り、高血圧に伴うのぼせや肩こりなど。	更年期（p95）
四物湯【しもつとう】		皮膚のツヤがなく、冷えや乾燥がある。更年期障害、シミ、貧血など。	顔のしわ・かさつき（p36）、クマ・くすみ（p37）、抜け毛・薄毛（p48）、白髪（p50）
芍薬甘草湯【しゃくやくかんぞうとう】		こむらがえり、筋肉のけいれん、腰痛など。	足のつり（p102）
十全大補湯【じゅうぜんたいほとう】		元気が出ない、目がかすむ、頭がふらつく。食欲不振、手足の冷え、貧血など。	たるみ・ハリがない（p38）、敏感肌（p44）、爪のトラブル（p52）、やる気が出ない・憂鬱（p58）、いつでも眠い（p68）、頭痛（p74）、慢性疲労（p89）、疲れ目・かすみ目（p97）
潤腸湯【じゅんちょうとう】		皮膚の乾燥などがあり、便秘がある。	便秘（p80）
小青竜湯【しょうせいりゅうとう】		うすい水様の痰を伴う咳や鼻水が出る。アレルギー性鼻炎、花粉症など。	鼻水・鼻づまり（p100）、花粉症（p101）
辛夷清肺湯【しんいせいはいとう】		黄色く濃い鼻汁が出て熱感を伴うもの、鼻づまり、慢性鼻炎、蓄膿症。	鼻水・鼻づまり（p100）
清上防風湯【せいじょうぼうふうとう】		赤ら顔でのぼせ感がある。ニキビ、顔や頭の湿疹。	ニキビ・吹き出物（p32）
疎経活血湯【そけいかっけつとう】		関節痛、神経痛、腰痛、筋肉痛など。	腰痛（p76）
大黄甘草湯【だいおうかんぞうとう】		便秘、便秘に伴う腹部膨満感、痔など。	便秘（p80）
大柴胡湯【だいさいことう】		脇腹からみぞおちあたりが苦しく便秘傾向がある。高血圧や肥満による肩こり、頭痛、便秘など。	便秘（p80）、肥満（p86）
釣藤散【ちょうとうさん】		慢性的な頭痛やめまい、肩こり、高血圧傾向など。	頭痛（p74）
猪苓湯【ちょれいとう】		排尿痛、残尿感、頻尿、むくみなど。	尿トラブル（p83）
桃核承気湯【とうかくじょうきとう】		のぼせて便秘しがち、月経痛・月経不順、高血圧に伴う頭痛や肩こりなど。	肥満（p86）
当帰飲子【とうきいんし】		冷え症で乾燥肌、湿疹、皮膚炎、かゆみ。	乾燥肌（p42）
当帰四逆加呉茱萸生姜湯【とうきしぎゃくかごしゅゆしょうきょうとう】		手足の冷え、しもやけ、冷えによる頭痛や下腹部痛、月経痛。	冷え症（p78）

※ ■ は、その漢方薬に適した体力の程度を示しています。 弱 ← 普通 → 強

漢方薬名【よみがな】	体力の程度	こんな症状に	本書のトラブルページ
当帰芍薬散 【とうきしゃくやくさん】		冷え症で貧血傾向があり、疲れやすい。月経不順、更年期障害、むくみ、シミ、耳鳴りなど。	ニキビ・吹き出物（p32）、顔のしわ・かさつき（p36）、顔のむくみ（p41）、爪のトラブル（p52）、肥満（p86）、慢性疲労（p89）、貧血（p90）、月経痛・月経不順（p92）
人参湯 【にんじんとう】		疲れやすく手足が冷えやすい。胃腸虚弱、下痢、腹痛など。	冷え症（p78）
麦門冬湯 【ばくもんどうとう】		痰が切れにくく強い咳き込み、喉の乾燥感、空咳。	咳・痰（p99）
八味地黄丸 【はちみじおうがん】		疲れやすく四肢が冷えやすい、腰痛、しびれ、かすみ目、頻尿、夜間尿など。	白髪（p50）、おどおど・ビクビク（p64）、腰痛（p76）、冷え症（p78）、尿トラブル（p83）
半夏厚朴湯 【はんげこうぼくとう】		気分がふさぐ、喉のつかえ感、動悸、吐き気、不安神経症、咳など。	やる気が出ない・憂鬱（p58）
半夏瀉心湯 【はんげしゃしんとう】		みぞおちのつかえ、吐き気、食欲不振、軟便・下痢、胸やけ、口内炎、神経症など。	下痢（p82）、胃の不調・口臭（p84）
半夏白朮天麻湯 【はんげびゃくじゅつてんまとう】		胃腸が弱く下肢が冷える。頭痛、立ちくらみ、めまい。	めまい・ふらつき（p96）
防已黄耆湯 【ぼういおうぎとう】		疲れやすく汗をかきやすい、肥満に伴う関節の腫れや痛み、むくみ。	顔のむくみ（p41）、全身のむくみ（p77）、肥満（p86）
防風通聖散 【ぼうふうつうしょうさん】		腹部に皮下脂肪が多く、便秘がち。高血圧や肥満を伴う動悸や肩こり、皮膚炎、吹き出物やニキビなど。	肌のベタつき（p46）、肥満（p86）
補中益気湯 【ほちゅうえっきとう】		胃腸の働きが衰えて疲れやすい、虚弱体質、食欲不振、病後や術後の体力回復など。	たるみ・ハリがない（p38）、慢性疲労（p89）、花粉症（p101）
抑肝散加陳皮半夏 【よくかんさんかちんぴはんげ】		神経が高ぶり怒りやすい、神経症、不眠、更年期障害、歯ぎしりなど。	緊張しやすい（p62）、頭痛（p74）、更年期（p95）、めまい・ふらつき（p96）
六君子湯 【りっくんしとう】		胃腸虚弱で疲れやすい、食欲不振、消化不良、胃下垂、胃痛など。	くよくよ悩む（p63）、いつでも眠い（p68）、下痢（p82）、胃の不調・口臭（p84）
六味地黄丸 【ろくみじおうがん】		疲れやすく手足がほてる、残尿感、頻尿、むくみ、しびれなど。	物忘れ・記憶力の低下（p69）、疲れ目・かすみ目（p97）、足のつり（p102）

[参考文献]

『実用東洋医学―症状別によくわかる 漢方薬・ツボ・食養』根本幸夫著　池田書店
『やさしくわかる東洋医学』根本幸夫著　かんき出版
『はじめてのアロマテラピー』佐々木薫監修　池田書店
『はじめての中医アロマセラピー』有藤文香著　池田書店
『心と体がキレイになるアロマ＆ハーブの教科書』佐々木薫著　PHP研究所
『アロマテラピー・レシピ―わたしをいやす!』宮川明子監修　日本文芸社
『中医アロマセラピー家庭の医学書―大切な人を守るための30トリートメント』有藤文香著　池田書店
『毎日役立つ からだにやさしい 薬膳・漢方の食材帳』薬日本堂監修　実業之日本社
『漢方養生指導士　養生総論』　薬日本堂漢方スクール

監修　薬日本堂

モデル……小松美咲
ヘア＆メイク……片桐麻子
デザイン……小島正継(graff)　岩城奈々
DTP……加藤一来
撮影……HALU　向殿政高
編集・執筆協力……伊嶋まどか(漢方養生指導士)
企画……アトリエ ハル：G

薬《くすり》日《に》本堂《ほんどう》

1969年創業。漢方の考え方をベースに自然なもので生活する健康ライフスタイルを提案する相談専門店を全国に展開。2002年には漢方の健康スタイルをよりおしゃれに伝える「漢方ブティック」を東京の青山にオープンし、未病や病気の相談だけでなく、美容や心の問題など、幅広い世代からの相談を受ける。「からだ巡茶」(日本コカ・コーラ社)など、他業種とのコラボレートも多数。

www.nihondo.co.jp

※本書は『漢方ビューティー　肌・心・体が巡る ツボとアロマの処方箋』（2011年、実業之日本社刊）を加筆、再編集したものです。

肌《はだ》・心《こころ》・体《からだ》を整《ととの》える　漢方《かんぽう》の健康帳《けんこうちょう》

2023年11月24日　初版第1刷発行

監　修　薬日本堂
発行者　岩野裕一
発行所　株式会社実業之日本社
〒107-0062　東京都港区南青山6-6-22 emergence 2
電話（編集）03-6809-0473
（販売）03-6809-0495
https://www.j-n.co.jp/
印刷・製本　大日本印刷株式会社

ISBN978-4-408-65063-0（第二書籍）